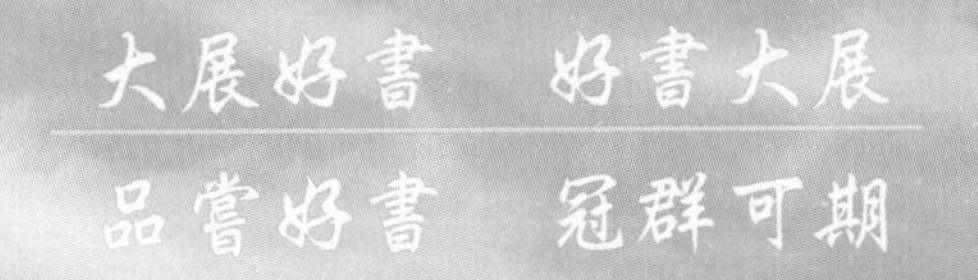
大展好書　好書大展
品嘗好書　冠群可期

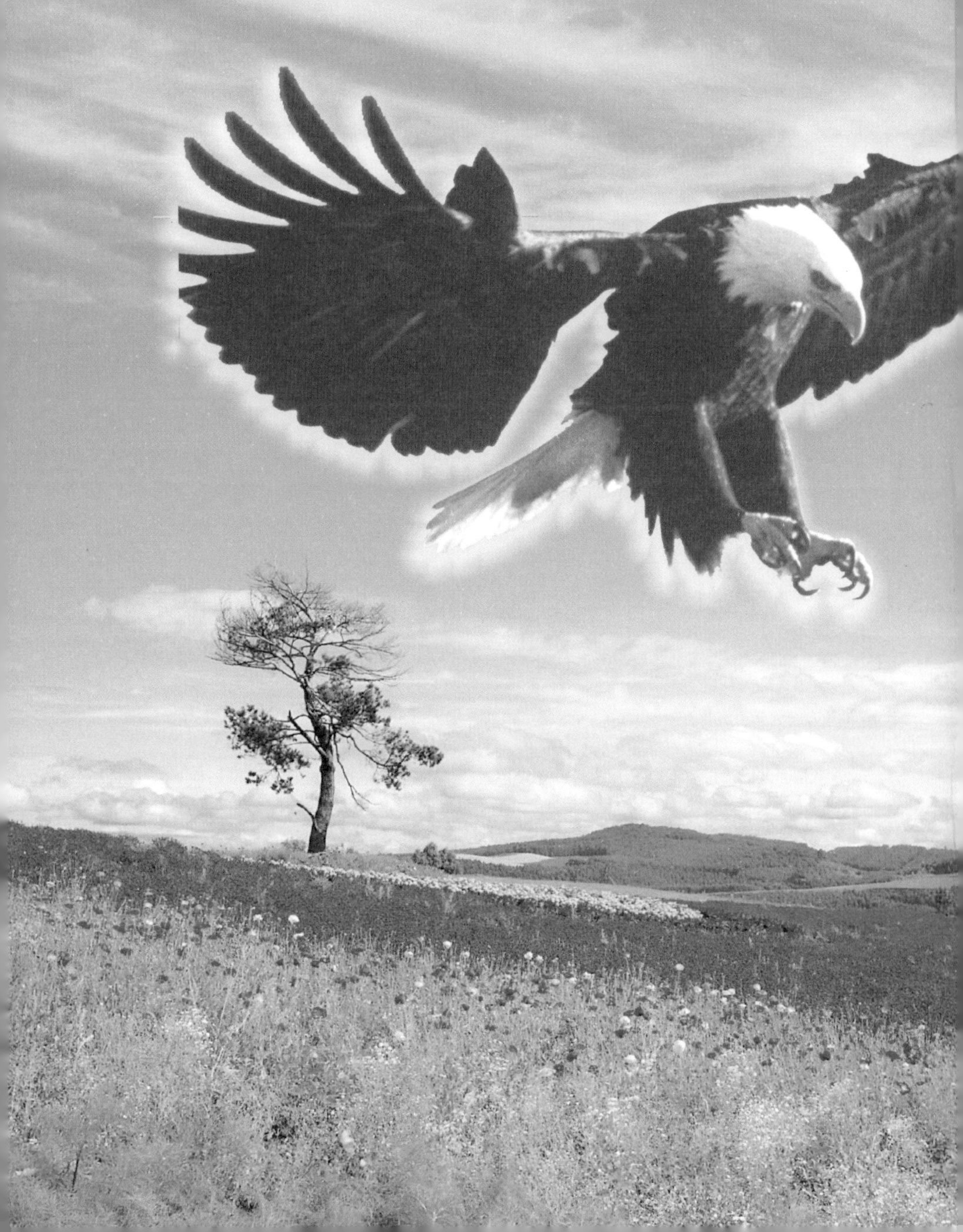

健康加油站21

立見實效保健操

朱雅安 編著

大展出版社有限公司

序　言

無庸置疑地，「健康」可說是每個人生活上最重要的事。縱觀目前所流行的各式各樣的健康法，追根究柢若不多活動筋骨，顯然效果不彰。

事實上人本來就是動物，因此，本質上需要「動」。但是，在高度知性進化的過程中，讓人忘了自然的「動」，結果對身體造成了弊害。於是人類運用其聰明才智，編出一套活動筋骨有益健康的「體操」。

一般認為成效最好的健康體操是太極拳。它回復了人們所遺忘的自然動作，同時，精妙地調和成一套體系以達到運動的藝術領域。

另外，簡樸卻有成效的收音機體操也值得推廣。從老到少任意穿著自己喜歡的服裝，一起手舞足蹈地蹦蹦跳跳。早晨在公園等地經常可見地上擺著一台收音機，銀髮族們全神投入地做著體操。雖然大清早放著輕快節奏的運動體操音樂似乎有些吵雜。不過，卻也莫名地令人感到一股暖意。

本書所介紹的保健操是異於前者而自成體系，但效果更卓著又施行方便，是一種把日常的動作加點工夫，使任何人都可輕易施行的保健操。每項動作都簡單又不佔空間，人人可輕易練習的單純動作。保健操的內容豐富彷彿每天更換的午餐一樣，即使每天施行也不會感到厭倦。

譬如，在上下班的途中，因交通阻塞而進退維谷的車中、工作中、寢室或浴室、廚房中都可身體力行。這正是本書的特色。

至於高難度的技巧或精密的計量化就讓運動選手去揣摩吧！

請根據自己的體力或當時的心情、身體狀況選擇自己喜好的動作。您一定可以從中發現適合自己的保健操。施行適合自己的保健操，必能體會給身體帶來舒適感。這並非本書的功效，而是您身體的需要。

希望透過本書的指導，讓各位習得最有益的健康體操，達到延年益壽，永保健康，甚幸！

目錄

第二章　消除身體病痛的保健操

第三章　治療慢性病最具效果的保健操

第四章　適合回春、增強體力的保健操

第五章　預防疾病與事故的保健操

第一章　消除日常疲勞的保健操

睡醒時在被窩裡伸懶腰可消除渾噩感

早晨睡醒時伸懶腰的運動，彷彿是狗或貓睡醒時的動作。首先打一個大哈欠，然後放鬆全身的筋骨。

人往往省略這個步驟，一睡醒就下床準備上班，結果，一整天都感到倦怠。把早晨睡意朦朧所造成的渾噩感拖延到下班為止，一整天顯得無精打采。

由於工作繁忙常令人疏忽掉這個簡單有益的運動。睡醒時的渾噩感與現實的落差會使身心積蓄不良性的壓力。

在被窩中做伸懶腰運動，即可解除這種惡性循環。

只利用仰躺和俯臥時舒鬆筋骨的兩個動作。它也可以治療低血壓症，因此，最好把它養成習慣。

詳細動作介紹如下。

①把全身伸直成一條棍子，做全身舒鬆筋骨運動（仰臥、睡醒的姿勢），雙手掌往頭頂方向伸直後合掌，兩腳尖併攏往下半身的方向挺直。要領是讓自己的身體儘量拉長，然後打一個大哈欠。

①

②

③

④

②保持上述的姿勢趴在床上，鬆弛全身的力氣做頸部鬆弛運動。把頭部做前後左右的擺動、繞轉，左右各做一次斜頸而結束。

鬆弛頸動脈附近的肌肉，是輸送新鮮氧氣到腦部，使人清醒的最短捷徑。

③④挺直手腳撐高全身，做撐起全身的脊椎伸展運動。

儘可能將背部挺起或翹高臀部然後做前後移動。這是動物最常做的清醒體操。

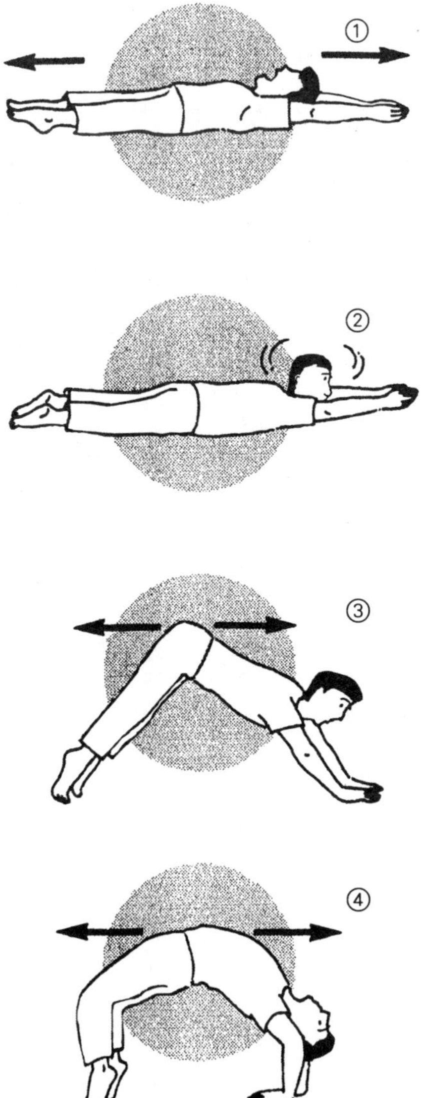

大清早做運動會產生反效果

嚴冬大清早做運動，對健康會帶來不良影響。

早晨做激烈運動，本來沒有哮喘的人也會產生咳嗽，此時，若繼續跑步或做激烈的運動，將會產生反效果。

運動會促進心肺的機能，因此，將使氣管遭受更嚴重的寒冷刺激，這正是造成咳嗽的原因。嚴冬的早晨是寒冷的。

如果在清晨戶外運動而產生咳嗽時，應趕緊進入屋內暖和自己的身體。調高室內的溫度，鑽進暖和的被窩裡，面向天花板進行密集的呼吸法。

雙手交握在肚臍前，徐緩地吐氣，然後慢慢地做深呼吸，並把左右交握的手鬆開。這動作採取仰臥姿勢並稍微豎起膝蓋較輕鬆。利用鼻息呼吸反覆上述的動作十次之後就能止咳。

如果無法抑止咳嗽的發作，血壓會高漲而使心臟的負荷增大，是相當危險的狀態。這時心臟的鼓動並非運動後自然產生的激烈心跳，而是因為心臟感到痛苦所自發的代償心跳，這是一種非常危急的訊號。

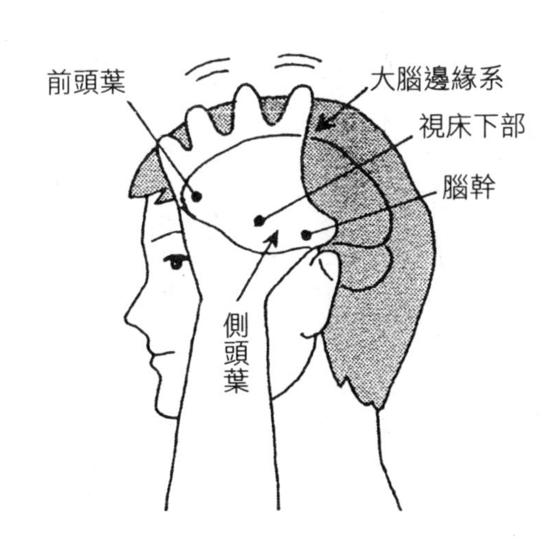

冬天的早晨躺在溫暖的被窩裡是人的天性，激烈過度使用身體是違背自然。練武術的人在嚴寒中鍛鍊武藝是一種「修行」而非健康法。實行慢跑等促進健康的運動應避免在嚴冬早晨練習，等到氣溫稍微上升之後再做運動。如此才能防範咳嗽於未然。

修行是鞭策自己的身心無懼於死亡的行為，不可和健康法混為一談。

猶太人有句古諺說：「沒有人會傻到向醫師和掘墳者說：『今年就萬事拜託了。』」

按摩「A10神經」對頭痛具有療效

在腦的快感系「A10神經」進行按摩，可以治癒憂鬱症、自閉症、頭痛、全身倦怠及宿醉等。

簡言之，這是古時候所盛行的自我指壓頭部的健康法。

所謂腦的快感系，其主流的分佈從腦幹的中心透過視床下的下部，延著大腦邊緣系來到前頭葉，並以此為中心在太陽穴後方的側頭葉再分成兩道支流。

藉由指壓刺激可促進快感系主流、支流的血液通暢……。這個部位是要使病情恢復的重要部位。

方法是用拇指按壓與耳朵最上方同等位置的頭部凹陷處。當然，是用雙手拇指同時按壓頭部的兩側。

依這個方式用拇指做成支點，用雙手手掌包住頭蓋頂。食指正好按住頭髮窩心的附近。小指靠在額頭的髮際邊緣。只要拇指和小指的著力點正確，其餘指頭的位置就自然可到定位。手指只要自然伸張即可，所以做起來並不困難。

然後隨著呼吸的頻律「一、二、三」往腦中心用力指壓，大約過了一分鐘會發覺全身的神經漸漸的鬆弛。這是「A10神經」所分泌的效果。它可以消除身體上的不快感。

神經系統的疾病是心理的問題。也許有人並不以為然。事實上精神也確實常受物質的左右。不過，不論何種治療法如果沒有心去嘗試，一定得不到效果。只要身

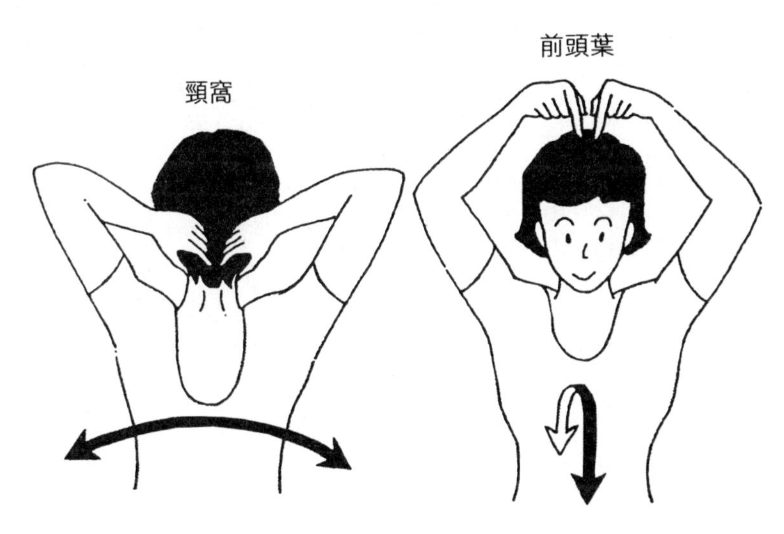

體力行頭部指壓，任何人至少都能從中掌握使身體上的病痛痊癒的秘訣。

人都具有自憐的傾向，當自己動手指壓時，應放心地多施點壓力。

指壓前頭葉可治偏頭痛

女性常發生的偏頭痛，別名血管收縮性頭痛。這多半是因為腦內血管異常收縮所造成的疼痛。

另外，也會因為肩膀痠痛而產生突發性的緊張性頭痛。只要促進正常的血液循環，恢復人體所具備的自然療癒能力就能治癒。

人體的自然療癒能力之一是具有腦內嗎啡物質的機能。可抑止疼痛。

可以促進血流暢通及腦內麻藥分泌的體

操，是用雙手拇指和食指頂在前頭葉上，身體採直立的姿勢，然後數一把上半身做大幅度的前傾，數二再反轉身體後仰，如此反覆五次。

前頭葉位於頭頂的正下方，大約是離前額部髮際五公分之處。額頂高者應視現狀的調整。

其次，用雙手拇指按在後頭部髮際兩側的凹處亦即頸窩，用食指按在延髓。用力指壓的同時數一把上半身儘量向左側彎曲，數二再彎曲到右邊。如此反覆五次。頸窩及延髓都是致命的要害。

平常不可對這些要害做過度的刺激，不過，若要根治頑強的頭痛，倒是不可忽視的重點。做動作的同時大聲地數著一、二、三其效果更好。

施行這種指壓運動，可立即治療因宿醉產生的頭痛。

慢性頭痛患者在止痛之後，最好繼續一個星期早晚做根治的指壓。

有慢性頭痛的人，往往會依賴鎮痛劑。雖然這事出無奈卻極危險。因為恐怕會造成習慣性的中毒症狀或可怕的神經障礙。

慢速度的擊劍運動可治頭痛、肩疲

賽馬中的純種良馬，也經常發生心臟異常的現象，那是由於心臟急劇的收縮所造成的心脈不整。

原因出在這些馬經常全力疾跑。為了使馬跑得更快而一再改良其血統和各種科學化訓練的累積，都會因此而功虧一簣。因此，既不是賽馬或運動選手的我們，最忌諱做突發性的奔跑。冬天早晨趕著上班的上班族，很多人在卯足勁衝上車站樓梯的霎那間突然閃了腰。

那麼，是否慢跑就能預防這類的事故呢？事實並不盡然。最有效的方法是練習慢動作的擊劍運動。

在室內的地上撒一把大豆，人站在大豆上用極其緩慢的速度，彷彿高速攝影的影片一樣極緩慢的速度，練習擊劍的動作（可用木棍代替劍）。動作是前進一步擊一次上段劍，劍由頭頂揮下至額前，後退一步同時提上劍再擊一次上段劍。如果動作稍快人就會傾倒。如此放慢動作練習三十次以上。這是強調「動」的體操，其中絲毫沒有「靜」的動作。做起來可不簡單。

藉由這個練習可使身體的移動和心臟的機能取得調和，身體四肢能自然地得知造成心脈不整的界限。並且可自然地培養體力，強化運動能力。而且會促進心臟發揮正常的機能。這正是健康體操的基本。

施行慢速度擊劍運動，即可消除肩痠、頭痛。

一般運動所強調的是速度、體力，但是，如果不衡量自己的身體狀況而任意模仿，反而會因此而弄壞身體。在這方面太極拳可說是有百利而無一害。不過，要將太極拳練到此境界也不容易。

站在大豆上做擊劍練習，這是任何人都做得來的動作。從中會自然地體會鼻息呼吸的要領以及腹、腋的收縮法。

更重要的是這種運動能使人鍛鍊出正確而美觀的姿勢。

利用「枕頭」治療慢性頭痛

利用枕頭做簡單的搖頭體操，可治療慢性頭痛以及背肌與肩膀的疼痛。對於消除精神壓力也具有卓越效果。

日本有一句古諺說：「壽命三寸、樂四寸」。這是指枕頭的適當高度可延年益

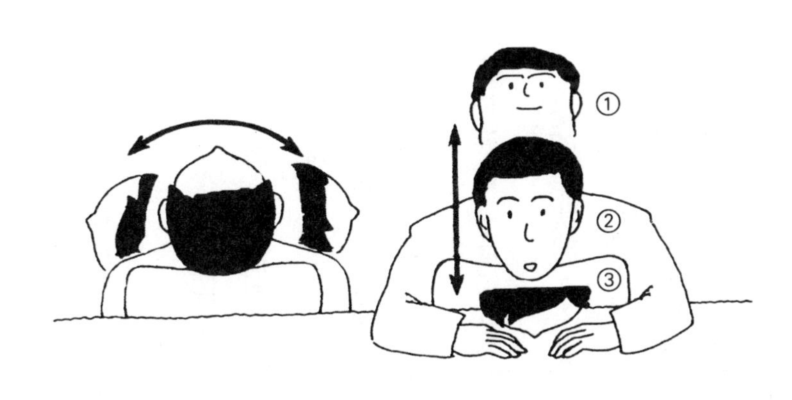

壽。不過，做擺頭運動時，要用低一點的枕頭。晚上睡覺前及早上起床前，在床鋪上練習最適宜。

採取仰臥的姿勢，頭部往左、上、右的順序繞轉，再反方向繞轉。要領是放鬆頭、肩膀依上述方式做三次頭部運動後，接著採趴臥姿勢。

用枕頭墊在下顎下。①抬高頭部注視天花板。②頭回復原來位置。③將頭部朝下。

頭朝下時前額要儘量靠近。上述動作反覆三次。

仰臥做搖頭運動時，手臂順著身體的兩邊側伸出去。趴臥時則兩手抱住枕頭，藉由這個動作可去除造成肩膀痠痛的僧帽肌上的瘀血。

頭、肩的痠痛或頭痛，多半是發自後頭部

位於領口處的「頸中」和位於耳朵下面稍微靠近延髓處的「獨古」兩個部位。

這兩個部位只要插入一把針或一根指頭重壓即能致命。適度的刺激可治療疑難雜症。

總而言之，這兩個位置是攸關生死的部位。而枕頭上的搖頭體操可適度地給予良好的刺激。有一位長期因肩膀痠痛、慢性頭疼而煩惱的優秀律師，利用這個方法十天後即根治宿疾。

據說，在夜晚這項運動具有催眠效果，早晨可促進大腦的清醒，另外，這種運動在鋪著墊被的硬床做，比在鬆軟的彈簧床上做更有效果。

肚臍按摩可治感冒及便秘

經常有感冒症狀的人，可藉由肚臍體操治癒。

一般人只注意嗽嚨與鼻子，而忘了肚臍的保暖。事實上，肚臍在人體中最近內臟，不過，其周圍的神經卻最為遲鈍。所以，睡覺時若不留意此處的保暖，就會出現打噴嚏、流鼻水、鼻塞、發熱、腹泄、惡寒、喉嚨疼痛等感冒的症狀。不過，這種狀況還不是感冒。感冒是因濾過性病毒的感染而引起，只不過睡覺著涼時很容易吸進濾過性病毒。

這也會引起哮喘發作或肺炎。

把毛巾或乾布揉成一團，在肚臍外圍做畫圓運動，即可避免感冒。肚臍本身也可以隨著畫圓運動適度地轉動。左、右手交互地搓柔腹部直到發熱，這時，全身會冒出汗來。每天進行這個按摩運動亦可治療便秘。

初夏開始盛行的夏天感冒和睡覺著涼的時期一致，到底是真正的感冒或純屬感冒症狀也搞不清楚。但是，一般人碰到這些症狀會倚賴打針或吃藥，反而給身體及自己的經濟狀況添如負擔。

以前日本的小學教育有所謂的乾布按摩體操。老師和學生都赤胸露背地做。重點是肚臍按摩，據說當時的兒童因此很少染患感冒或哮喘。

同時，它還具有利尿效果。若養成入浴同做腹部按摩的習慣，療效更為長久。

按摩肚臍附近的肌肉，也會變得像臉上肌膚一樣具有彈性，不會再積蓄多餘的皮下脂肪。

肚臍按摩，也是一種效果卓越的女性美容體操。

可立即消除鼻感冒的「猿猴動作」

鼻感冒多半會引發耳鳴的症狀。

嘴唇上方有一條深溝，深溝的盡頭是鼻下。這也正是所謂的「人中」，此處若遭重擊會致死，不過，適度地按壓則可治療鼻子的感冒。

用左手食指的指腹按在人中的位置，左手拇指按在耳垂下。右手食指重疊按在左手食指上，拇指按在耳垂下。耳垂下方到下顎骨之間是指尖大小的柔軟部位，亦即「獨古」，這也是一處重要部位。

四指同時用力壓一秒鐘後放鬆力氣。一秒鐘後再施壓一秒鐘，如此反覆三十次。

這可消除流鼻水及耳鳴的症狀，使頭腦清醒。按住耳下獨古穴道的拇指，朝頭頂的方向加壓，如果朝顏面外側或下方按壓時，下顎會彷彿要脫落一般，這樣的動作就不自然。

這個動作彷彿是用雙手掩住口，和猴子摀住口的姿勢類似。

耳鳴、昏眩等耳內充血造成的疑難雜症，有時利用這種指壓而迅速治癒。所謂「梅尼葉耳式症候群」其特徵是同時出現重聽、頭暈、昏眩等症狀，除了因腦障礙

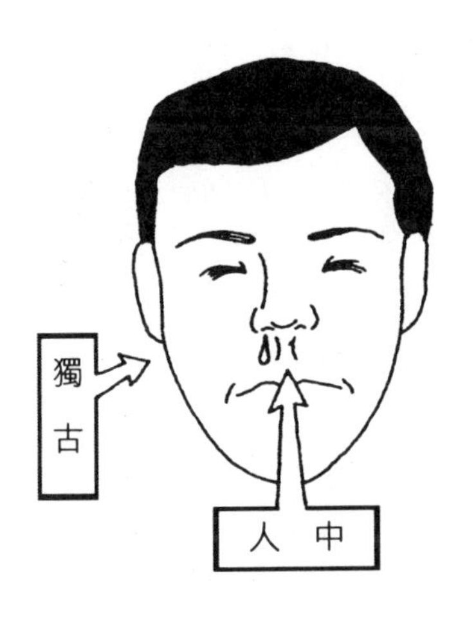

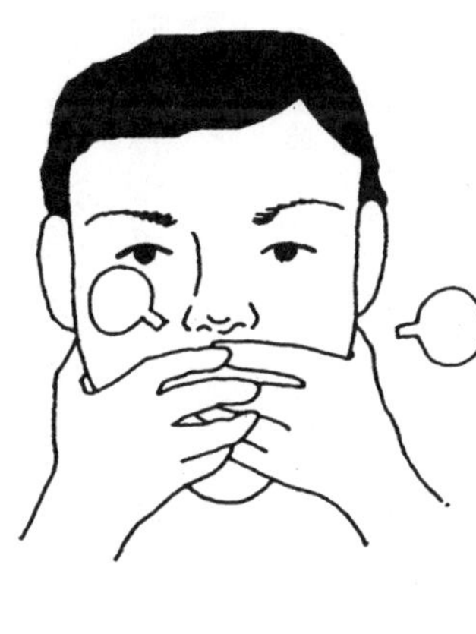

或神經系統疾患所造成的情況之外，利用這種指壓法亦可治療，各位不妨試一試。

另外，按壓人中穴道可使全身溫暖。山難者因體力、燃料、食料缺乏而身體開始變冷時，所採取的急救法就是按壓人中。這是日本尹賀地方自古傳承的健康法。走在大雪紛飛雪地上的老太婆，用手掩住口部時，食指會自然地按住人中要害。

感冒體質者要力行養生保健操

採跪坐的姿勢做上半身後仰的體操，最適合感冒體質、哮喘症等呼吸器官較脆弱的人。想要增強精力的人，務必練習這項保健操。

人跪坐之後將上半身往後仰，使後頭部

著地，但是，沒有鍛鍊過的人其身體很難做好這樣的體操。

以下介紹其簡單的順序。

首先，把疊好的棉被重疊在牆壁邊，背靠著棉被而坐（跪坐）。剛開始棉被的高度與正坐時的肩膀同高。然後膝蓋維持原狀，讓上半身往背後的棉被傾倒。

這時，大腿彷彿有一股電流流竄，那是因為肌肉緊縮的緣故。僵硬的雙腳並無法支撐沈重的上半身。這會使背肌、腰部變硬，對呼吸器造成異常的負擔。

喘息患者的背部大都是硬如木板，已經失去肌肉的彈性；性生活感到乏力的人其腰部大都顯得僵硬。所以，只是將上半身往後仰就會感到疼痛。

習慣上述的後仰運動之後，慢慢地把棉被高度減低。如此一來，後頭部的著床點也隨著逐漸降低，不久，彷彿硬板的背肌會回復彈性，可以輕易地做好拱形的後仰運動。

上半身後仰時徐緩地吸氣，回復跪坐時再慢慢地吐氣。當背脊上的肌肉恢復彈性，可以不用棉被的輔助便能做好後仰運動時，身體的狀況自然好轉。

在習慣後仰運動時，手的位置不知如何擺置。可兩手儘量擺在大腿上，隨著後仰的運動在大腿部上下往返。

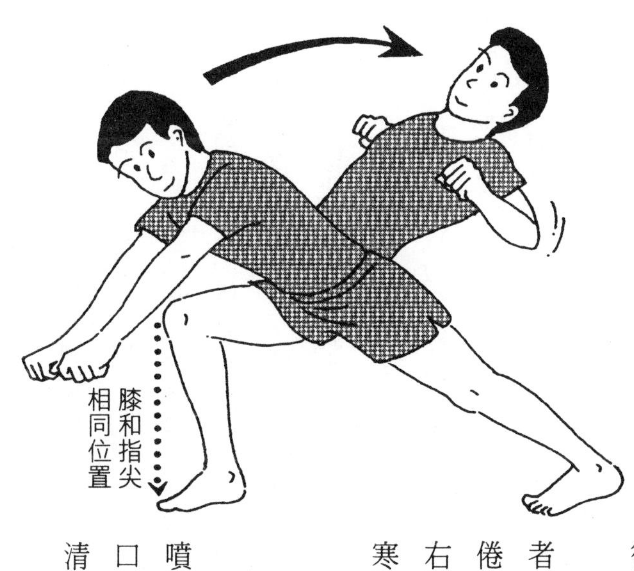

這項運動可使坐姿美麗，走起路來也顯得端莊。

如果身體有所缺陷，無法保持端正坐姿者，對長時期間的坐禪、跪坐會感到疲憊厭倦。不過，若只是追求運動目的，幾秒鐘左右就足夠了。這個運動可以使人舒適地渡過寒冷的冬天。

划船體操治鼻塞

一天多次用冷水沖洗鼻腔裡側可治療打噴涕、流鼻水、鼻塞。一般人刷牙時都會漱口，然而會同時清洗鼻子的並不多。事實上清洗鼻子的做法可強化心臟。

泰國拳擊賽在比賽前的儀式中，選手會做出許多奇妙的動作，據說這是勝利的祈禱，並帶有預備體操的效用。其中有一招彷彿划船的動作，卻具有改善鼻子不舒服的功效。

動作的基本是先讓身體儘量往前傾，然後以划船要領徐緩地把上半身傾向後方。這時上半身要儘量挺直到胸口，感到疼痛的程度，並且鬆弛肩膀的力氣。只在腰部以下用力，習慣這個動作之後自然懂得要領。

雙腳前後打開約肩膀的兩倍寬，前膝彎曲成前弓後箭的姿勢。動作開始朝後仰身時可順勢讓前膝直立，或依然彎著膝蓋進行動作等二種方法。後者的效果較好。當左腳在前做划船的運動十次後，接著雙腳位置交換，再把右腳擺在前方依同樣要領做十次划船運動。

這個體操可以改變體質，很適合有哮喘體質的兒童。呼吸法是前傾時吐氣，後仰時吸氣。

每次動作約五秒鐘最為恰當，也能配合呼吸。練習這個保健操會發覺全身獲得鬆弛，身體似乎變得柔軟起來，這是體質改善的顯著徵兆。如果鼻腔經常堵塞會影響到頭腦，也會使人的性格扭曲。

另外，居家環境的通風必須良好，再加上鼻腔的清洗以及練習划船體操，再疑難的鼻病，亦有根治的可能。

逆向伏地挺身預防宿醉

喝了酒要在當天醉醒，這是消除宿醉的鐵則。
目前的社會型態，喝酒似乎是交際應酬不可或缺的方法。
不過，在社會風俗上早上及中午忌諱喝酒。一般的交際應酬都集中在晚上，短時間裡在體內灌黃湯，會使肝臟的分解能力吃不消。

為了要避免爛醉或消除宿醉，追根究柢之道是要大量排尿。

回到家後趁著換衣服時，趕緊做三秒鐘的逆向伏地挺身，即能預防宿醉。

所謂逆向伏地挺身，是把臉孔及肚臍朝向天空的伏地挺身。換言之，躺在床上用手掌及腳掌支撐全身，儘量把背部拱起讓肚臍挺向天花板。數三秒鐘後停止，若行有餘力可反覆三次。手掌的位置順頭頂的方向呈「八字形」。這是任何人都可輕易辦到的排尿體操。動作進行時深呼吸，停止動作後再吐氣。

飲酒所造成的尿液停滯，會造成下半身麻痺及腦筋遲鈍。它會使膀胱→背骨神經→腦→骨盆神經→肌肉收縮→排尿的傳達迴路遲鈍。

而逆向伏地挺身可以適度地刺激這些要點。

換言之，是利用自家發電以補充因痲痺所造成的體內電流的停滯。做這個體操會排出大量的尿液。血液中的酒精濃度會漸漸稀薄，而使人從醉中清醒。沐浴時的發汗量並不多，若要真的達到神清氣爽的境地，最好是施行排尿保健操。

飲酒過量的自我急救按摩

有些人自逞英雄，喝酒如喝水，結果造成深夜在睡鋪上痛苦呻吟的狀態。

飲酒過量會引起胸部的壓迫感讓人喘不過氣來，根本無法入睡。這時趕緊施行自救體操。

方法是以仰躺的姿勢，在腹部做環流式的按摩。首先，打開雙手手掌放在肚臍的兩側。然後，以肚臍為中心畫圓地按摩，來到心臟下方時再折回原處，如此反覆數次。心臟的下方是肋骨的最下面。

當胸口難受幾乎喘不過氣時，外行人如果突然按摩心臟會導致危險。正確的按摩要領是手掌放在肋骨下方，把腹部輕輕地往心臟部推舉……。

呼吸時最好是用徐緩的鼻息呼吸，不要用口呼吸。

以上可消除腹部的異常壓迫感，也可平撫噁心的感覺，讓人舒服入睡，隔天早上酒氣自然消除。

如果深夜因醉酒的痛苦，醒來而慌張地胡亂按摩心臟，反而可能造成心臟停止而永遠無法清醒。

也許有人懷疑在這麼緊急的狀況，自己真的可以自我急救嗎？答案是肯定的。這也是人的保護本能。當心臟覺得痛苦時，手自然會在胸口按摩。

這個動作可以躺著練習，但是，最要緊的還是不要酗酒到這個程度。

在被窩裡的自我急救法，可以對受傷害的肝臟傳達良好的刺激。隔天清早舒爽的感覺會令你發覺這個應急法的神效。

上班途中利用小指運動治療宿醉

要在上班的途中治療宿醉，最好的方法是施行左手小指運動。

搭乘鐵路、捷運、公車時，把左手小指掛在吊環上取得全身的平衡。事實上，在搖晃而擁擠的車內，光用一根小指頭是很難取得平衡，一不小心就會發生閃腰的危險。因此，人體會自然地把腰往前傾，把重心移到下半身。保持這個姿勢挺直背部，可促進因酒精過多而疲憊的肝臟、胰臟的機能。

那麼，為何一定要左手小指呢？因為左手小指直通腦神經。把左手小指直接掛在吊環上，隨著車輛的搖晃放鬆力氣，亦即讓小指做一緊一鬆的反覆動作最具效果。

要領是必須放鬆肩膀，如果肩膀使勁，會使身體往前傾，反而會把酒氣滯留在內臟裡。

藉著小指運動可消除不快的頭痛、渾鈍感，可神清氣爽地出勤上班。

如果帶有嘔氣的症狀，可用右手用力地抓住離左手掌兩個拳頭的位置，這有平撫嘔氣的效用。宿醉元凶的乙醛（acetaldehyde）會被肝臟醛（aldehyde）脫水酵素所分解。

人體對酒精的分解能力是因人而異的。

具說中國、越南人、印地安人等黃色人種，比白人的分解能力顯著的低落。

對無法拒絕喝酒應酬的上班族來說，小指運動是確保每天頭腦清醒的護身符。

盤腿姿勢可治療嚴重的宿醉

有些人由於無法消除宿醉而造成虛脫狀態。

碰到這樣的狀況首先要保持安靜，接著必須做到刺激內臟的保健操。

因醉酒而成天躺臥在床，根本於事無補。應該起床，首先盤腿而坐。接著將右腳伸向右邊，腳掌使力把趾尖朝內，腳跟向外。身體往右腳方向大幅度地傾斜，用右手肘彎曲很有韻律地數十下。

右腳膝蓋不可彎曲，左腳腳跟要緊靠在陰部。

接著換腳做同樣的動作後結束。這可以使肝臟、腎臟、胰臟恢復活力。

虛脫是指暫時性的手腳鬆軟病。如果不趕緊消除虛脫的症狀，會導致糖尿、肝炎、尿毒症等。

將腳伸直挺起腳跟，就決定了姿勢。上半身和所伸出的腳呈七十度。

如果上半身隨著伸出的腳而傾斜，就無法產生效果。上半身歪斜時，伸出去的腳跟就無法使力，整個動作自然失去效力。

假定目標的印象體操，如果不運用想像力就失去效果。若能確實地感到架勢十足，自然地就能產生對內臟的刺激效果。

身體如果過於僵硬，彎曲的腳會被伸直的腳牽引，造成盤腿的內腳縮小，這也是效果不良的姿勢。所以彎曲的腳，其腳跟必須緊靠在陰部，同時，上半身不可前傾，實際做起來並不容易。不過，卻深具效果。

若要使全身產生活力，必須先從這個動作做起，如此腦筋也會變得清晰。

用蘿蔔與沐浴治療頻尿、失眠症

利用家裡的浴室做腳掌體操，可以有效地治療頻尿症與失眠症。

不論是兒童或老人都可以做。睡眠時間短並非失眠症，重要的是能否熟睡。睡眠中上廁所，有礙熟睡。必須同時治療。

首先，浸泡在洗澡水裡溫熱身體，再讓腳底互相搓揉。等臉頰出汗時，才從澡盆起來，然後將腳浸泡在裝著冷水的容器裡約一分鐘。坐著來做比較舒服。

這時，選一個較粗的蘿蔔在頭、肩膀、頸項處適度地敲打效果更好。一分鐘後再回到澡盆內浸泡。反覆上述溫冷交替的動作三次後結束。

洗澡水不可太熱，浸泡的時間以泡至臉頰冒汗為標準。也許當天晚上不會再因跑廁所而影響熟睡。

不過，這並非變魔術，有時恐怕難有立竿見影之效。但是，頂多持續做一個星期就會有所結果。幾乎所有的頻尿症，失眠症都可因此痊癒。持之以恒可恢復腎臟機能及膀胱的鬆弛。

有人以醃曬過的黃瓜取代蘿蔔敲擊身體，稱為「黃瓜按摩」。據說，醃漬過的黃瓜上的鹽分和米糠，會滲透到體內發揮療效。不過，還是用生蘿蔔就足夠了。蘿蔔的硬度、曲線最適合敲擊身體。用蘿蔔敲擊身體時，會感到一股親切的鄉土感。如此一來，不再有深夜的失眠，可集中在清晨排尿，這也是適當的全身運動。

但焦躁沈浮的心，不可能獲得安眠。

運用「螃蟹眼體操」克服失眠症

「螃蟹眼體操」可治療神經衰弱、失眠症。

最好有一面鏡子當做道具。站在鏡子前面對鏡中的眼睛。更具體地說是凝視眼球中的黑白交界處。把鏡中的自己當成是憎惡的異性或上司般地瞪視。亦即找一個最令自己深惡痛絕的人做為凝視的對象。

剛開始很難抓住瞳孔。但是，專心凝視時，敵人的眼睛會彷彿螃蟹的眼睛凸出來。

到了這個境界，就朝鏡中凸起的螃蟹眼盡情的踢打、推擠。

首先離鏡子一步的距離，慢慢地再將距離拉長。若能從離鏡子五公尺之處看見鏡中的螃蟹眼而給予攻擊時，神經衰弱等症狀可完全治癒。

同時，失眠、心浮氣躁等症狀也將一併治癒。不過，不可直接攻擊鏡子，弄破了鏡子是會傷到自己。

攻擊的動作要在鏡子前停止。如果覺得赤手空拳不夠刺激的人，可拿筷子或鉛筆，不可用利刃。把舊報紙捲成一團當成武器，即可真的擊打在鏡子上，這樣可體會克服敵人的實感。

手中劍的奧妙，並不需要投擲物品。

以上足以治療心病、培養神經的集中力。

武術的原點是：「看不見螃蟹眼時自己死亡的時候。手裡劍不要擊出而緊握在雙手，與對方的劍交集時貫穿其雙眼。」

雖然不必確實地付諸實行，不過，在內心裡記得這個要領，練習螃蟹眼體操時氣勢大不相同。

不久自然地會發覺，病因是出在自己的心中。

對失眠、心浮氣躁的溫水泳池利用法

所謂管理病是由精神壓力所產生的負荷症狀。失眠、心浮氣躁、食慾與性慾不振、頭痛等是主要的特徵。這些症狀置之不理會造成心臟衰弱。

這種症狀會令人人聯想起臉色蒼白、消瘦的容貌，事實上多半是發生在體格健壯有點肥胖的人身上。治療的體操是游泳及腹部按摩。

溫水游泳池最理想。要領是避免競泳等過於激烈的游法，悠閒地來回游泳。因此，也可以使用溫泉。

最忌諱的是田徑運動，因為激烈的運動，使支持自己體重的能力淡薄空洞化，而直接導致心臟刺痛。

游泳時由於浮力的作用，肥胖者體內的脂肪會具有游泳圈的作用。游泳圈是在紀元前一五〇〇年，完全武裝的亞速（亞洲西南部之古國）兵把它運用在渡河作戰中。那是由洋皮所製，夾在股間，因為它的問世改變了以後的世界戰史。而肥胖的人本身就具有游泳圈的作用，可便利多了。

游泳是最適合的全身運動，利用水壓按摩可消除精神壓力。每週二次以一個鐘頭為標準。

游泳的好處是綜合性的，對自律神經失調症也有療效。有些人因壓力過大而產生胃潰瘍，這可藉溫水游泳加以治療。不久即可恢復正常的自律神經。所以，一點也不必擔心。

睡前按摩腹部。要領是雙手手掌從恥骨上頭往鳩尾處上下反覆按摩。腹部是精神安定的關鍵。

有人認為精神修養可治癒疾病。不過，依現在的社會狀況看來，一般人是很難辦得到的。所以，當務之急是利用適合自己的體操來維護自己的健康。

三秒眼肌保健操可恢復視力

眼肌保健操可恢復視力，並能防止眼睛老化。

①用拇指、食指按住眉頭與鼻梁交接的凹陷處，兩根指頭同時往頭頂的方向按壓三秒鐘。

②保持手指的位置不動，用力抓緊鼻梁三秒鐘。這個動作只用單手而且一點也不需技巧，不過卻可以使朦朧的視力變得清晰，令人感到舒暢。另外，要注意的是

這種護眼保健操，不是用二隻指頭直接壓迫眼珠。

必須留意的是①的動作是朝上方，②是在中央加壓。以上的護眼方法稱為A方式，可治療眼睛模糊、淚眼、眼睛疲倦。

若是因為眼睛疲勞而產生頭痛、肩膀痠痛、頸項僵硬等症狀時，則練習B方式的護眼法。

要領是使用雙手的食指和拇指同時按壓上眼皮和下眼皮。

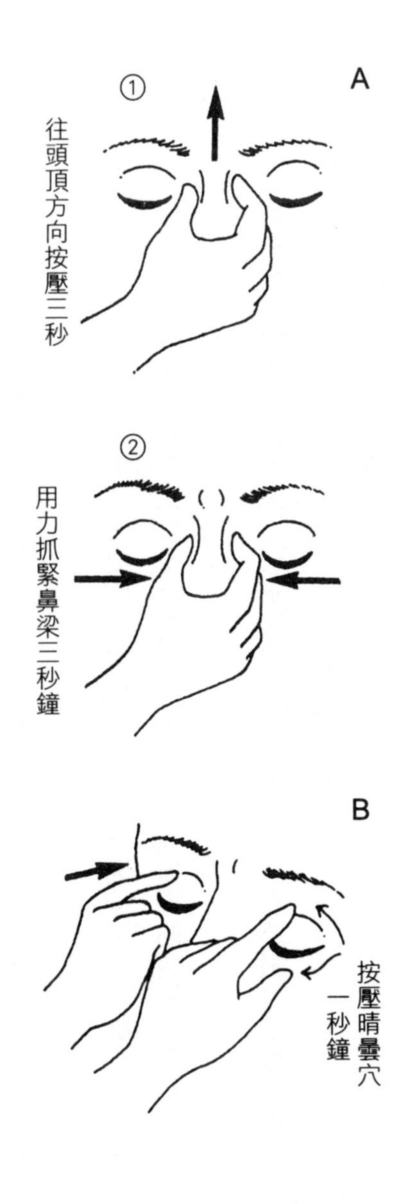

這是直接壓迫眼睛，時間不可過長只能一秒鐘。按壓一秒鐘後休息一秒鐘，如此反覆十次。

食指是按壓在上眼皮的眉下凹陷處的「晴曇」穴。拇指則按壓在下眼皮裡面中央的晴曇。這個部位的機能良好與否是左右視力變得清晰或模糊的關鍵，因此，才有這樣的名稱。

利用B式的眼睛體操，可促進主司張開眼睛的上眼瞼舉肌和閉眼的眼輪肌這兩處肌肉層恢復活力。

進行A、B式的眼睛運動時要輕輕地閉上眼睛。

另外，讓眼球像蜻蜓一樣地繞轉的運動，是施行上述兩式護眼法的基礎運動。請睜大著眼睛練習。這個動作做起來最簡單。

護眼運動的最大好處是只要想做隨時隨地就可練習。

不用雙手也可治療眼睛疲勞

要治療眼睛疲勞和恢復視力，除了前項所述的刺激眼睛周圍的穴道，以促進血流的方法之外，也有不使用手指，只用眼睛做保健操的方法。

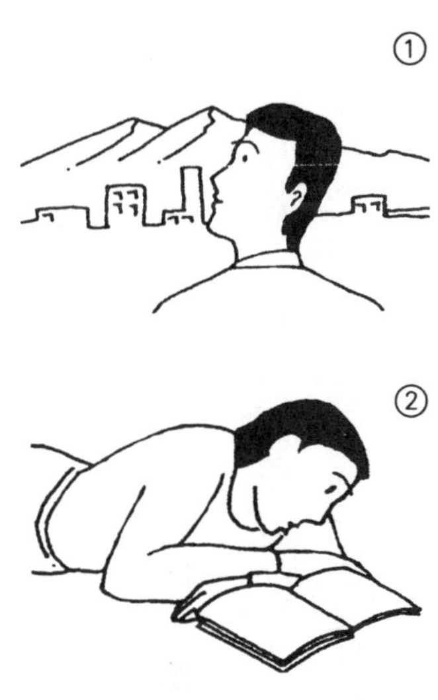

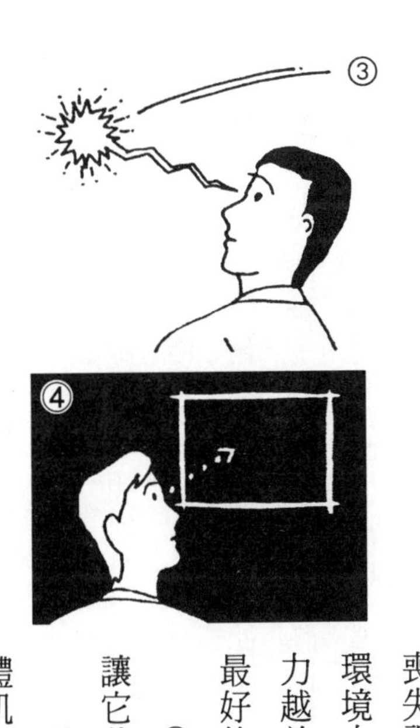

①凝視遠方的一點。
②躺在床上看細小的印刷字體，精疲力竭後熟睡。
這兩個方法都有助於調整眼球水晶體和網膜的結像關係，以保護正常的視力，若能交互練習更為理想。
每天被迫保持一定動作的被試驗者，會喪失視力。越是經常在所謂的有適度照明的環境中，始終保持著一定姿勢用功的兒童視力越差。目前，到處可見戴眼鏡的兒童就是最好的證明。
③在任意的空間描繪一個假想的標地，讓它移動同時用視線做同步的追逐。
這是最適合主司調整水晶體厚度的毛樣體肌的運動。標地可以選擇個人深惡痛絕的

上司或喜好的異性。因神經衰弱或憂鬱症、歇斯底里而產生的眼睛疲勞，用這個方式立即可獲得改善。

④利用視線在漆黑的空間裡畫一個四方形。但是，臉部要保持穩定不可移動。這可以強化眼肌和增強視力。

據說古埃及的醫療保健操，若在性交中練習可強化眼睛並治療早洩。那時貓被奉為農業的守護神。因為貓是當時偷農作物，並帶來鼠疫菌的老鼠的天敵，其閃閃發亮的眼睛被神格化為可擊退潛伏在黑暗中的魔性。因此，有許多模仿貓的生態的健康法。眼肌體操就是其中之一。

當人的眼睛衰弱時精力也會隨之減弱。

用腳尖爬樓梯鍛鍊足腰、刺激內臟

同樣是爬樓梯，採取腳尖步行法可以獲得鍛鍊足腰並強化基腱的功用。

步行方法之一是腳踩樓梯的邊緣，把重量放在腳尖三分之一的位置。踩上階梯時腳膝蓋要伸直，這是強化基腱最好的方法。同時，腳肌肉的緊縮作用會傳達到鼠蹊部。

鼠蹊部是荷爾蒙迴路的集中點。如果此處機能不能正常，即意味著精力減退。

上階梯時，腳膝蓋舉得越高越有效果。

方法之二是著力點不選在樓梯的邊緣，而是用腳尖穩穩地踩在樓梯中央。從上下樓梯的聲音多少可以揣測上樓者的性別、年齡、性格、健康狀態、精神狀態等。

譬如，風塵女郎踩樓梯的聲音顯得細碎零亂，有如怪獸，這和其裝扮得美麗的容貌極不協調。多半是腰部疲憊的緣故。

用腳尖走路會對腎臟造成良性刺激，乃是促進排尿運動的重要因素之一。同時可適度刺激腸並能治療便秘。並且可縮緊小腿的鬆弛，使腿部的曲線玲瓏有益美容與健康。所以，從各個觀點來看，用腳尖爬樓梯好處多多。

如果途中覺得疲倦時，立即休息不可勉強。

這時若能調整氣息之後，雙腳併攏站立在樓梯邊緣，把浮在半空中的腳跟上下踩二十次左右，也是非常有運動效果。

另外，也可在無人的樓梯上試著側身上樓梯，這可以調整身體的均衡。但是，必須適可而止。

硬床是長壽者共通的秘訣

對於長壽者的生活習慣，一般都只強調其飲食方面。當然，飲食是極為重大的要素。不過，長壽者的共通性是睡堅硬的床鋪。換言之，他們都不睡一躺下去即凹陷的彈簧床等軟床。

睡在彈簧床上，腰部、腹部無法著床會而浮向天花板。這是人體構造方面的緣故，非但無法安眠反而令人感到疲倦，只是被鬆軟的感覺蒙騙而不自覺。睡在這種軟質床上，會使身體累積疲勞。

另外，也有人睡覺時不彎曲背骨，藉以消除白晝的疲勞永保精神飽滿。懂得長壽之道的人，會利用體壓獲得安眠並達到體操效果。

東南亞有許多超過百歲而仍然精力充沛的人，他們多半是睡在用粗大的竹子併排成的竹床。其構成竹床的竹子呈橫向排列，鋪著一張薄麻草蓆，躺臥其上竹子會隨人體的轉動而轉動，讓人覺得全身筋骨舒鬆暢快無比，令人會有長壽之感。

竹床可以說是處於炎熱地帶國家的生活智慧產品。但是，在寒冷的國家亦可製作類似的硬質床。這可以說是藉外物以獲得健康的保健操。中國的草蓆床也是著名的硬質床。

在高加索山區的人瑞，使用的是木板床。

至於日本有所謂的煎餅床鋪，具有保暖與保濕作用。若再增添一點柔軟性，應該就可以成為十分有益健康的寢具。

床質和血壓也有關係。現代人的寢具似乎有再做檢討的必要。

肚臍下按摩可促進腦力

這項體操是把手掌按在肚臍下方，做橫向的反覆按摩。

肚臍下方內藏著有人的「第二腦」之稱的神經節。西洋醫學稱為「小頭腦」（Little brain），東方醫學稱為臍下丹田。雖然這個部位遠不及頭腦的腦漿，卻是腦神經傳達迴路的中繼點，可以說是腹中的小型腦漿。

因此，對此處做適度的按摩可以促進腦力，「傻瓜無藥可治」的說法，似乎有待商榷。

方法之一是利用坐禪鬆弛全身的力氣，把氣集中在肚臍下的丹田，使身心獲得疏解，這也是一種健腦法。

正確的坐禪是東方的智慧結晶。但打坐時雙腳會感到疼痛而令人敬而遠之。

在入浴或就寢時都可做肚臍按摩。要領是用手掌在左右腰骨之間施壓按摩。首先用右手往返十次，接著用左手。按摩後身體會感到一陣溫暖。

早晨在床鋪裡練習此法，可迅速地消除睡意。據說睡醒後到腦筋恢復清醒一般要花兩個鐘頭，然而此法卻能加速頭腦清醒。

換言之，肚臍下的按摩可促進腦力發達。

按摩臍下丹田，亦可培養集中力，轉換心情，從而激發出嶄新的思考能力。另外，它也能治療便秘。

身心交瘁時使用「五禽戲」

壓力過重、飲酒過量、工作過勞而使得身心交瘁時，可使用「五禽戲」。

這是世界最古的保健操。簡言之，是模仿五種動物的動作。因此，只要選擇自己喜愛的動物或寵物即可。諸如貓、蛇、虎、熊、長頸鹿等。

貓的特徵是跳躍輕盈。蛇會扭轉身體以防衛、攻擊在各方位的敵人。老虎在撲擊獵物之前會緊縮全身再往前衝。而長頸鹿會伸展身體從高樹上的樹葉吃，冬天則捲縮在狹窄的樹洞裡避寒。

而所有的體操或武術的基本無不是伸、縮、扭轉、彎曲、跳躍等五個動作。

一邊聯想動物的容貌或動作，並以自己的身體來表現即使穿鑿附會也無所謂。這些動作對所有的內臟、肌肉、神經都能產生良性刺激，使身體恢復正常。不過，做五禽戲保健操時要順應當時的體力做強弱的調整。練習完畢後儘快休息。

當人體的疲勞達到頂點時，光靠睡眠是無法復元的。若能在休息之前依樣畫壺蘆地練五禽戲，則能儘早讓人體獲得完全的恢復。

「內觀秘法」可治神經衰弱、職業倦怠

白隱和尚（一六八五～一七六八年）獨創的「內觀秘法」是治療上班族經常染患的職業倦怠和神經衰弱的方法。如果亂吃成藥恐怕因此危及生命。只要用點心，這些症狀是可自己治療的。

所謂內觀秘法是利用呼吸的神經系按摩，並不如想像中的困難。

首先以自然的姿勢仰躺而臥。所謂的自然姿勢是雙腳打開與肩幅同寬，雙手垂放在兩側（沒有碰觸側身）的狀態。

舌尖輕輕抵住上腭，嘴唇微微張開，眼睛輕輕打開。把氣集中在肚臍下方，放鬆全身的力氣。最好保持從肛門到頭頂成一直線的姿勢。

採取以上的姿勢後，深深吸氣使下腹鼓脹，然後儘量吐出體內的廢氣直到腹部凹陷為止。如此反覆數次，可使血液中的腎上腺素減少，使人的身心感到彷彿退潮般地舒暢無比。

練習內觀秘法可自己感受身體的恢復狀況，當情緒平穩後在心裡默誦自己最喜愛的語詞。據說，創始者白隱和尚此時會默誦經文。同時，他就是利用此法克服了嚴重的神經症。

治療冷感症、痔瘡的肛門式呼吸法

再怎麼懶惰的人也要呼吸。因此，所有運動的基礎全在於呼吸。

既然要呼吸何不花點工夫以達到健康的效果。肛門式呼吸法可克服精神壓力、頭痛、耳鳴、便秘、心律不整、血壓異常、胃弱、冷感症、勃起不全症，也可治療痔瘡。

方法是深呼吸時意識著肛門往肚臍方向移動，吐氣時意識著氣正由腳底徐緩地吐出——方法就這麼簡單。

簡言之，是連接肛門與肚臍的運動。習慣此法之前，在緊縮肛門時可用手指按在肚臍處，以確認是否與肛門連接，如果腹部鼓脹則與肛門的距離較遠。所以，肚臍（腹部）不可往外凸出而應縮向內側。

練習此法後，即使原本粗肥如豬的腹部，一個月左右也會結實地縮收下來。若有懷疑可讓自己的腹部當成沙袋讓孩子鎚擊看看。本來豆腐般柔軟的腹部，一定會將孩子的拳頭反彈回去。

俗話說「凸小腹者小雞雞必萎縮」，練習此法，可讓大腹的男人重振雄風。女性性器的鍛鍊也是一樣用此法。

但是，這些都是附屬的效用，肛門式呼吸的真正價值在於全身的保健作用。放鬆全身的力氣，意識氣由雙腳腳底吐氣時，會消除腰、腳部的疲勞，使人身心獲得舒暢。

肛門式呼吸法簡言之就是內臟的按摩。在睡覺時也可練習。

心情鬱悶時利用倒立療法

自律神經失調症是指身體沒有任何實質上的病痛，卻感到無精打采、心情鬱悶的精神狀態。

因此，產生胃痛、頭痛、肩膀痠痛、失眠、便秘等症狀。換言之，自律神經失調是萬病的溫床。嚴重時甚至使人感到厭世而尋短路。但是，即使是這種惱人的自律神經失調症，亦可藉由體操加以治癒。

那就是倒立運動。若要用這個姿勢步行或做腳部的曲伸運動，是非常困難的。不過，倒立運動可刺激頭頂。因此，可利用壁面使身體順利倒立，彎曲手臂讓頭頂著地。剛開始會覺得疼痛，最好在床鋪上練習。頭頂上有「聖門」穴道，支配精神系、神經系。

倒立時可對腦部做適度的刺激，並可倒轉視線，上下顛倒觀看花花世界，也頗有一番趣味。

每天只練一次，每次十秒鐘就足夠了。

這確實可以令人消除心情上的一切陰霾，使自律神經恢復正常的機能。

摩洛哥王國的史迪佛妮公主，自從發生車禍後染患了自律神經失調症。不過，在日本焦點寫真報導雜誌上曾經刊載一張她穿著紅色肚兜做倒立運動的照片。

這並不是她精神錯亂，而是身體恢復的本能使她做這樣的動作。由此可見，不論東、西方，倒立是治療神經症最好的方法。

掃除一天疲勞與壓力的「雙人體操」

雙人體操的動作有很多，不過，只要兩個簡單的動作就可以掃除一日的疲勞與壓力。這個體操可在床舖上施行。

二人背對而坐，雙腳併攏伸直。二人的手臂相互勾住，其中一方拱起揹著另一方。交替。

接著，仍然保持雙手交掛的姿勢，二人同時站起身來，交互揹著對方，動作與前同。不過，這時雙腳張開約與肩幅同寬較為安定。

被揹負者要放鬆全身力氣，把身體完全壓在另一方的背上，而揹負者的一方，利用腳、腰、膝的曲伸彈力搖晃上半身，使身體不致傾倒的程度。

上述的體操可因各人的體力適度地做數次。

這項雙人體操具有結實全身的美容效果和鬆弛肌肉與關節的作用，隨時都可練習。不過，睡前練習效果最高，比安眠藥或鎮定劑更能讓人安眠熟睡，並且一次動作不必一分鐘。

持續這項體操會使鬆弛的下腹部和凸出的側腹，慢慢結實健美，同時也有治療便秘的功用。這是人體機能所造成的結果。

以上兩個動作可充分地發揮保健與美容的兩大目的。如果揹負者縮回靠攏的雙腳，雙腳腳底合併以這個姿勢在揹負另一個人的體重時，重壓會刺激到鼠蹊部，如此便具有強精的效果。一個星期以內立見效果。

睡前酒可在做完雙人體操後喝。在沐浴後全身舒暢時做這項體操最舒服。

第二章　消除身體病痛的保健操

治療腰痛的「浴巾操」

簡單的浴巾保健操，即可治療四十肩、糖尿病、慢性頭痛、腰痛，並且使全身舒適。要領是先沐浴使身體鬆弛再做這個保健操效果更佳。在狹窄的浴室也能做。使用的器材是浴巾或毛巾。

雙腳打開與肩同寬，在腰後雙手拉著浴巾成一直線。徐緩地吐氣的同時扭轉腰直到吐完氣為止。接著徐緩地吸氣同時再把腰回轉到正面。然後反方向做同樣的動作。如果左腰疼痛時右腰開始、右腰不舒服則由左腰開始。要領如下：

①把浴巾當成一根木棒。因此，必須緊緊地拉住不可鬆放。

②雙腳呈內八字，動作中不改其位置。

③閉住嘴巴由鼻做深呼吸。

當腰部左右扭轉完畢後，下半身保持原狀，把浴巾拉成斜狀，用力擦拭身體十次，反方向再擦拭十次。順序是肩膀疼痛的那一方後做。動作一開始要把浴巾靠在肩上，扭頭注視握住浴巾的拳頭。這時的呼吸法是，張開口以大力喘氣的方式做呼吸。其餘的要領和上述同。

最後把浴巾拿在身體前方，提起一隻腳掛在浴缸中上下晃動幾次，再換腳做同樣的動作。

除了最後的動作之外，和沐浴中的洗澡完全一樣，唯一不同的是站著做動作。浴巾保健操可強化足腰和背肌，還有利尿效果。雖然總共只有三個動作，其保健上的優點卻不計其數。

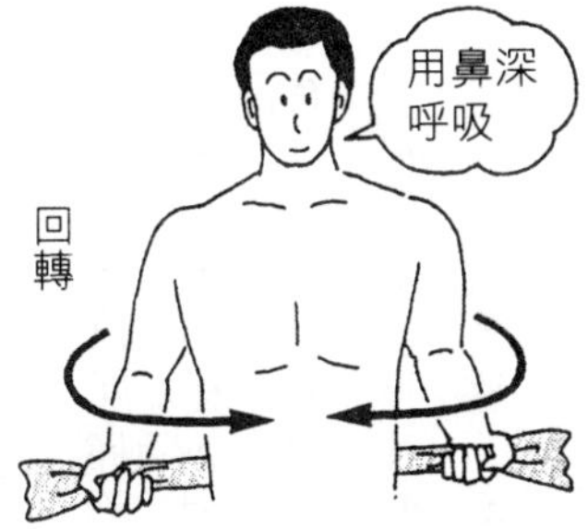

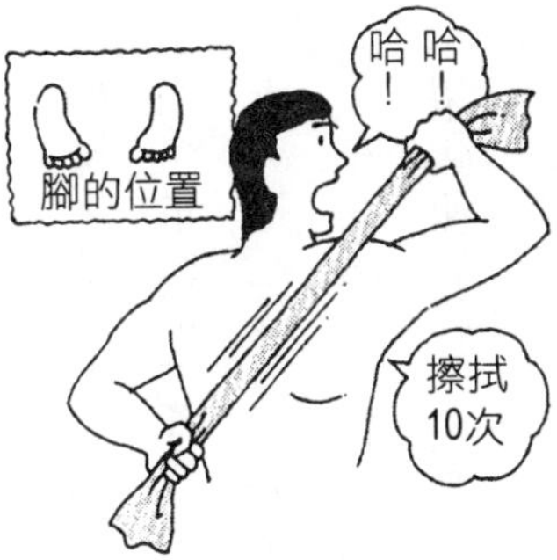

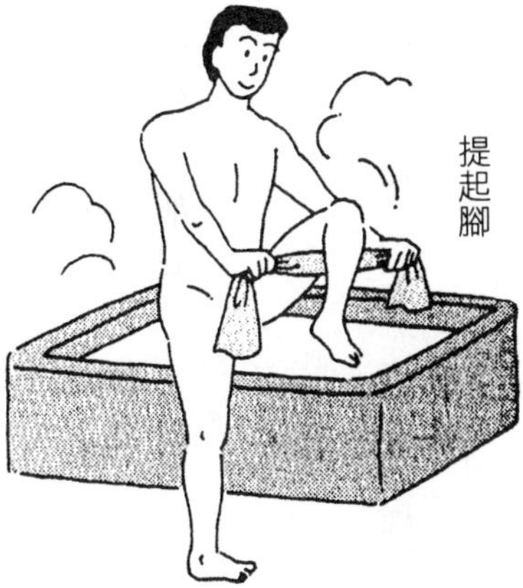

治癒腰痛可強化性能力

醫療上治療腰痛的伸展體操，基本上必須每天練習三分鐘。不但可治便秘、肩膀痠痛，也會增強性能力。而且男女都適用。

①人呈大字形躺臥在床上。把右膝蓋抱到胸口。這時注意左膝不可彎曲。左右腳交互做一次。

②回復大字形的姿勢，扭腰使右腳跨過左腳著地在左側。接著左腳做同樣的動作。動作中雙手要向外側伸直以固定上半身。

③挺起上半身雙腳向外側。以腰部為支點，讓上身往前彎曲。注意膝蓋不可彎曲、腳尖朝上、背部挺直的三個要點。雙手手臂彎曲手肘貼靠在前面的地上。

④以自然的姿勢站立。雙手掌自然地貼住腰部。徐緩地扭腰，做腰部的畫圓保健操。

⑤最後的動作。人自然地站立後深吸一口氣，同時上半身往後仰。接著在吐氣的同時把上半身往前曲。這時，施行這動作時若能以腰為中心點效果更佳。

腰痛的醫療保健操，只要以上五個動作就足夠了。三分鐘可做完，最好養成在

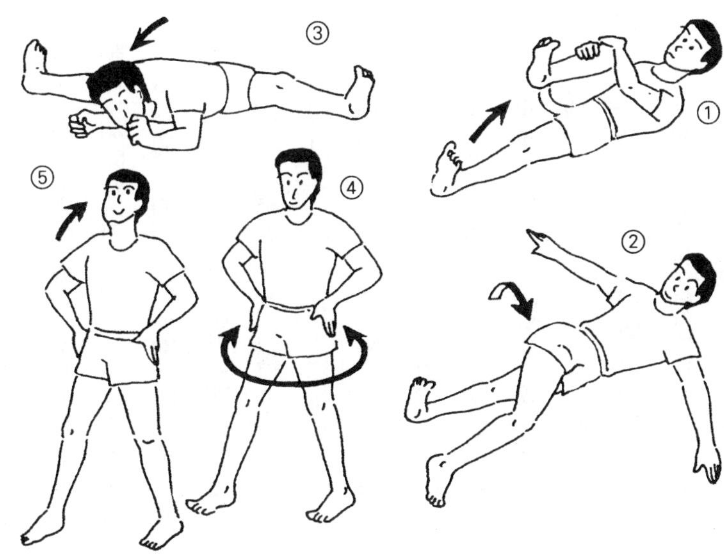

起床前的床鋪上或沐浴後做這些體操的習慣。許多女性們都因為做了這個體操而治癒了多年來的生理痛。

另外，女性只要每天持續這項醫療伸展體操，即使不禁忌飲食也可保有苗條的身材。

任意服用廣告宣傳的減肥藥，反而會傷害自己的身體。

不自然是人體的大敵。

扭身與垂吊是腰痛操的先決條件

治療腰痛的體操有很多。不過，可集約為兩個動作。

①扭腰運動。
②垂吊運動。

①的作法是採取直立的姿勢，雙腳打開約肩的二倍寬。這時腳掌呈內八字形較具效果。雙手張開與肩同高，彎下腰來用右手碰觸左腳的拇趾。接著反方向做同樣的動作。剛開始僵硬的腰部會感到疼痛，不過，這是令人覺得舒服的疼痛。

當身體上的硬塊稍微疏解之後，亦即疼痛感消失後，把手碰觸的位置由腳拇趾（第一指）依序向其他腳趾頭移動直到第五指（小指）為止。因此，原則上一日做一次，每次左轉五次及右轉五次，合計十次。要領是當手的指頭碰觸到腳趾頭後，身體恢復直立，雙手立即往左右平伸如翅膀狀。

做腰痛體操時最好在面前擺一面鏡子，鏡子在運動或舞蹈上被稱為「第二位老師」，有助於矯正自己的姿勢。

雙手是否挺直平伸？手指碰觸腳趾時膝蓋是否彎曲……這些都是檢查重點。另外，如果平伸雙手時身體的姿勢顯得有些前傾時，是表示身體不平衡。

身體不平衡是腰痛的主要原因。如果每天能做扭腰運動，不僅可消除女性的生理痛，走路的姿態也會變得優雅。

②的垂吊動作是輔助運動。只要讓身體垂吊在某個固定物下一秒中即可。

這雖是治療腰痛、閃腰的體操，平時亦可做為防範未然的強身運動。

鱉形動作可預防腰痛的再發

腰痛體操的目的是緩和急劇的疼痛，消除腰痛的原因以避免復發。

急救的穴道聚集在背部下方以腰骨為底邊的三角地帶。幸好即使是身體非常僵硬的人，手也可以繞到身體的後面。因此，急救法是在這個三角地帶用手指或手掌

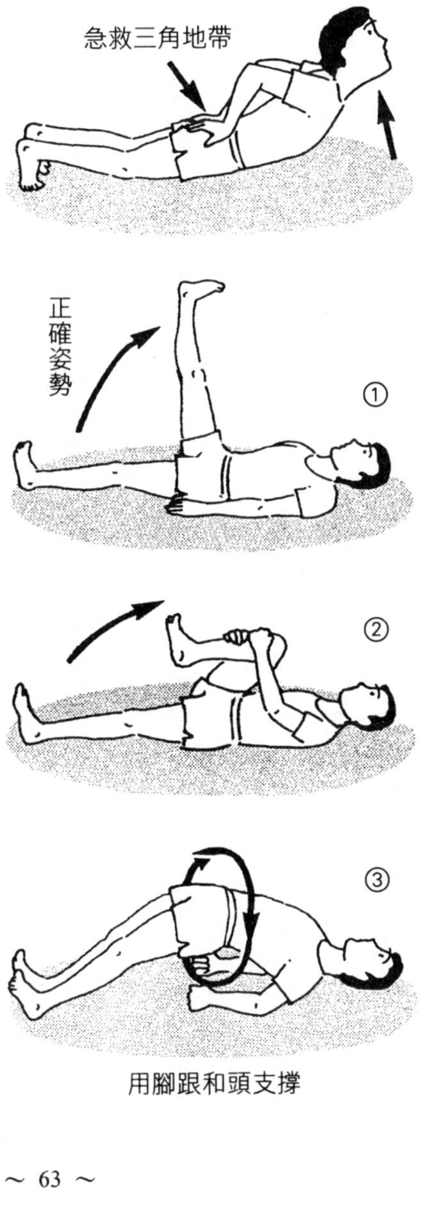

急救三角地帶

正確姿勢

①

②

③

用腳跟和頭支撐

用力按摩。如果整個人趴臥在地，上胸部挺起離開地面後再做按摩，效果較快。脖子如鱉一樣地伸直並把背骨往上翹，上胸部就可輕易挺起離開地面。感到疲倦時讓臉部著地休息，調整呼吸後，再繼續。

疼痛消除之後改做鱉爬行的動作，人趴在地上用手肘爬行。這樣可暫時避免復發。

從事製鞋、繪圖等必須終日長坐的工作者，幾乎都是表情僵硬，腰部也僵硬。這些人不論老少，都常會產生急劇的腰痛。因此，練習腰痛的急救法可預防萬一。另外，若要徹底根治腰痛，還必須附加練習抗重筋（支撐身體的肌肉）的補強體操。

每天以不疲憊的程度持續練習下列動作：

①採仰臥姿勢全身伸直、放鬆力氣，左右腳交互地挺直舉向天花板。
②基本姿勢如①用雙手交互地將左右膝蓋往胸口抱。
③最後挺起腰部做繞轉的運動。

睡醒即可施行的治療坐骨神經痛保健操

早晨起床後做一下柔軟腰部的保健操，即可治療腰痛或坐骨神經痛等令人厭煩

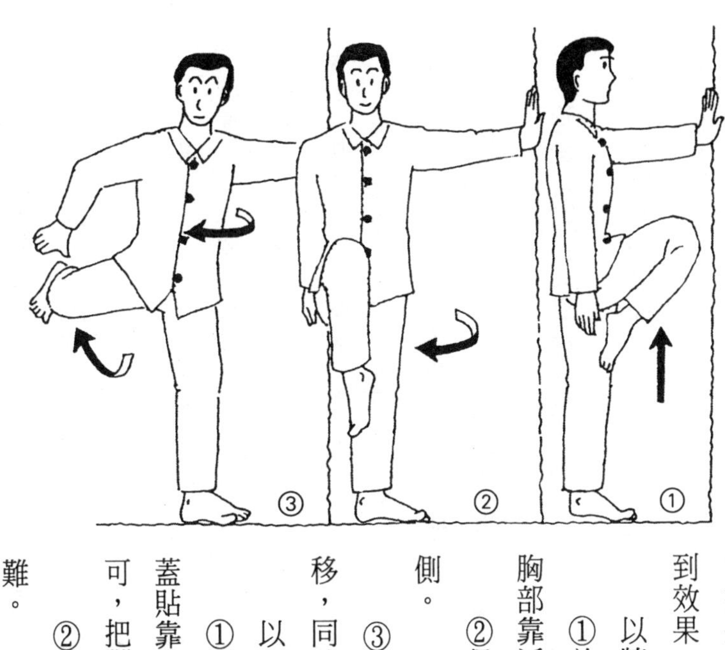

的症狀，而且只要用喝一杯茶的時間即可收到效果。

以牆壁或柱子支撐單腳直立。

①首先用左手支撐身體，提起右膝蓋往胸部靠近。

②保持①的姿勢，把腰部扭向體操的右側。

③再把腰部往正面扭轉，腳膝蓋往下移，同時將右腳跟往後舉高到與膝蓋同高。

以上的動作左右各做一次。

①的動作若非巴蕾舞者一般人很難把膝蓋貼靠在胸前。因此，儘可能把膝蓋舉高即可，把腳跟貼靠在另一隻腳的內腿較為輕鬆。

②是保持①的姿勢做轉腰而已，並不困難。

③的動作稍微麻煩，不過，把它想成狗灑尿的姿勢較容易明白。

上述體操可自然矯正背骨的歪曲，經常練習可使老年人走起路來也帶有年輕人的英姿。

俗話說：「背骨歪斜是萬病之源」，可見背骨的保健是多麼地重要。不過，做這項運動時，要注意腰部的動作必須正確才能獲得效果。

當以上三個動作練習純熟之後，支撐身體的單腳要立起腳尖來練習，它可強化基腱、緊縮下腹、強健前列腺增強精力。

而高級的動作和初級完全一樣，不過，手要放開不依靠在任何物體上。

如此全身的平衡感會變好。一般人並無法一睡醒就去打太極拳。但是，上述的體操卻隨時可做，不但可消除睡意也不必擔心閃腰的危險。

治療風濕的要領是運動一分、休憩十分

治療風濕的體操，基本上每次的動作以一分鐘為限，而事後必須有十倍的安靜休息時間。

這是利用體操治療風濕時所必要的「運動與安靜」的均衡標準，然後配合自己

的體力與生活狀況，一日練習一次至三次。光靠藥物及休息是無法根治風濕。

●準備運動

採單腳站立姿勢轉動手掌、腳掌手肘與膝蓋。接著繞轉手臂、放鬆肩膀肌肉，最後繞轉頭部。要領是放鬆全身的力氣。這些動作都是運動遠離心臟的部位，平時運動不足的人儘可放心練習。

●運動主體

左手撐住牆壁或桌子站立，右腳往前踢，膝蓋不可彎曲，回復原狀再往後側踢。習慣這些動作之後，腳會踢得越高越強，剛開始若把它當成擺腿的動作，任何人都辦得到。換腳做同樣的動作。

注意在動作中保持直立的姿勢。

患有風濕者症者，一定要常保樂觀、愉快的心情。神經質的人常有風濕，因此其病因毋寧是個人的異常的性情，使得血液較易傾向於酸性的緣故。把腳踢向前、側、後方可以促進血液循環，同時也可一併拂去滯留在內心的邪鬱之氣。在醫學上也認為，患者的心態足以左右血液變成酸性或鹼性。

可治風濕結節的後倒身體保健操

有時會因為風濕而使關節變硬，產生腫瘤。這就是所謂的風濕結節，該部位稍一動彈就會產生劇痛。是非常難治的症狀。

在膝蓋上夾著木棍正坐。雙手握住木棍的兩側，然後整個人往後傾倒。接著利用反彈動作使身體會回到原位。做動作時要想像以臀部的骶骨為整體的支撐點。骶骨是尾骨上方稍微凸出的地方。這是經常發生褥瘡的部位，也是治療冷感症的要點。

這項保健操是刺激脊髓神經，有助於血液循環的順暢。血液循環順暢，自然可以治療風濕症。

所使用的木棒最好選擇圓棒，剛開始時以細圓棒為佳。

每天做十次。另外，動作完畢後要做緩和體操。輕輕彎起膝蓋，雙腳併攏往前伸，並用手仔細地按摩膝蓋裡側。

接著，把手繞到骶骨處做按摩。按摩要不急不徐並配合深呼吸，這時不再需要木棒。最後，人站起來擺動一下手腳。

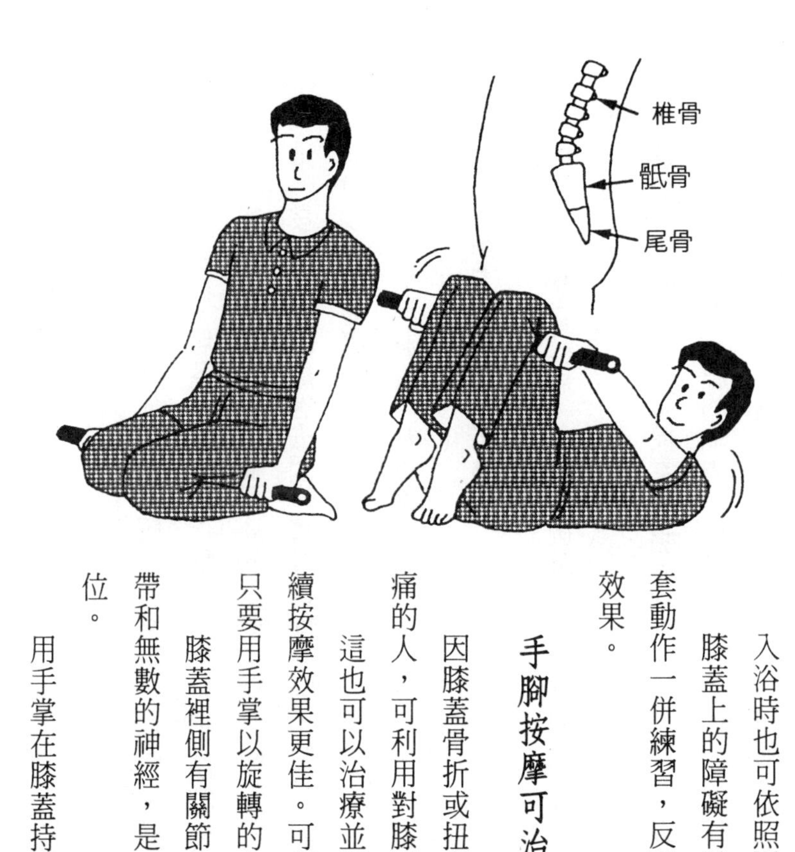

入浴時也可依照同樣的要領做按摩。

膝蓋上的障礙有風濕結節的人，如果全套動作一併練習，反而會因為發熱而造成反效果。

手腳按摩可治療膝蓋故障

因膝蓋骨折或扭傷的後遺症而產生神經痛的人，可利用對膝關節的按摩來治療。

這也可以治療並預防初期風濕。每日持續按摩效果更佳。可利用早上如廁時練習。只要用手掌以旋轉的方式搓揉膝蓋。

膝蓋裡側有關節包、膝半月以及各種韌帶和無數的神經，是下半身中極為重要的部位。

用手掌在膝蓋持續做繞轉式的按摩，直

到發熱為止。如此不但可促進血液、恢復機能，也可消除膝蓋的疼痛，還會使全身產生活力。

近代體操及現代醫學先驅的德國，非常重視按摩、溫泉療法及藥草的利用。德國人從小就教導孩子膝蓋按摩，他們認為這可促進肝臟、腎臟、胰臟等的機能活性化。當然，其根本的原因是狩獵民族的防衛本能，認為膝蓋受創則無法生存。

用這個按摩法能治療過去因膝蓋骨舊創發痛。膝關節的毛病若不及早治癒，說不定會演變成一生健康的大害。

猶太人有一句諺語說：「長病等於死。」

膝痛時用力按摩「伏兔」

膝痛是人雙腳直立之後，一直困擾著人類的文明病。其原因可能是風濕或膝關節炎等不一而足。

膝關節發痛時，用指頭摸索離膝蓋分五公分上方的兩側時，會找到一個硬塊。那是連接上肢與下肢的地方，也是俗稱「伏兔」的穴位。用單手的拇指和食指用力地搓揉可消除疼痛。這個部位和眼睛一樣不可過度刺激。

幸好其外圍有厚大的肌肉保護，正因為如此而稱為「伏兔」。這是譬喻柔弱的兔子潛伏的場所。

人體上的要穴都是兩刃之劍，遭受攻擊時會致命。不過，卻也是治療的重點。在搓揉時不僅會消除疼痛，連浮腫、腫脹也會漸漸消失。

古代的劍法中有「獅子出陣」的架勢。這是比喻擺出彷彿獅子從洞穴中走出時的架勢。劍尖是對敵人的伏兔。

當人的伏兔一旦被劍刺傷之後就無法動彈。這是生死攸關的要穴。

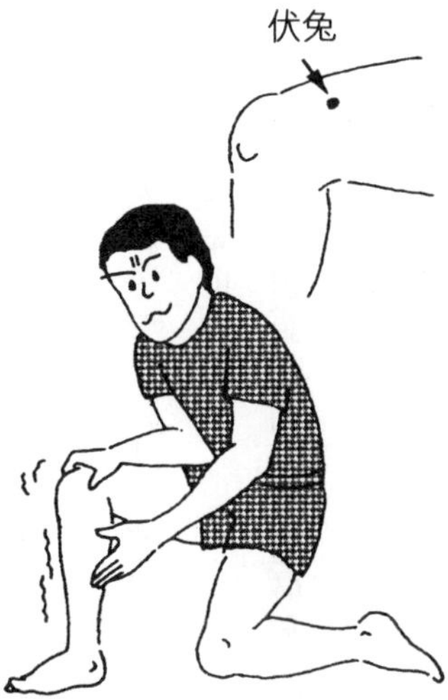

在滑雪或踢球等運動如果膝蓋受傷，其急救法就是按摩伏兔穴。

不懂得這個急救法而直接搓揉患部，反而會越弄越糟，如果引起發炎，後果更是不堪設想。

平常因疾病或傷口危害到疾病時，伏兔的要穴會鼓脹，如讓此處受寒，會使疼痛加劇。伏兔是自我療法的重點。

三種貓的姿勢可治療四十肩

患四十肩、五十肩時，若只在意肩膀的關節或肌肉，是無法根治的。此外，還必須做一些輔助運動。

例如，模倣貓的動作即是最有效的輔助運動。重點是使脊椎骨鬆軟。這是藉著刺激脊椎中樞的神經而使僵硬的肩膀受到連動。

首先，人跪坐後雙手併攏。接著，上身往前方仆俯，胸口著地，背部彎曲，臀部翹高。最後調節手掌的位置就可做出令人舒服的姿勢。

這是貓睡醒時的第一個動作。接著貓的手和腳會攏在同樣的位置，把背部聳起成四腳站的姿勢。事實上，人體的構造是無法做得和貓一模一樣，只要懂得這個要領就行。不過，必須注意膝蓋不可彎曲、雙手儘量靠近腳跟。

剛開始或許很困難，可適當地利用幾塊重疊的坐墊墊在腹部下方，然後慢慢地隨著動作的熟練拆除坐墊。最重要的是一定要去嘗試否則就無法消除肩膀的痠痛。

此外，這項動作還會對腰骨關節產生適度的緊張、刺激內部各器官，促使荷爾蒙分泌活潑。

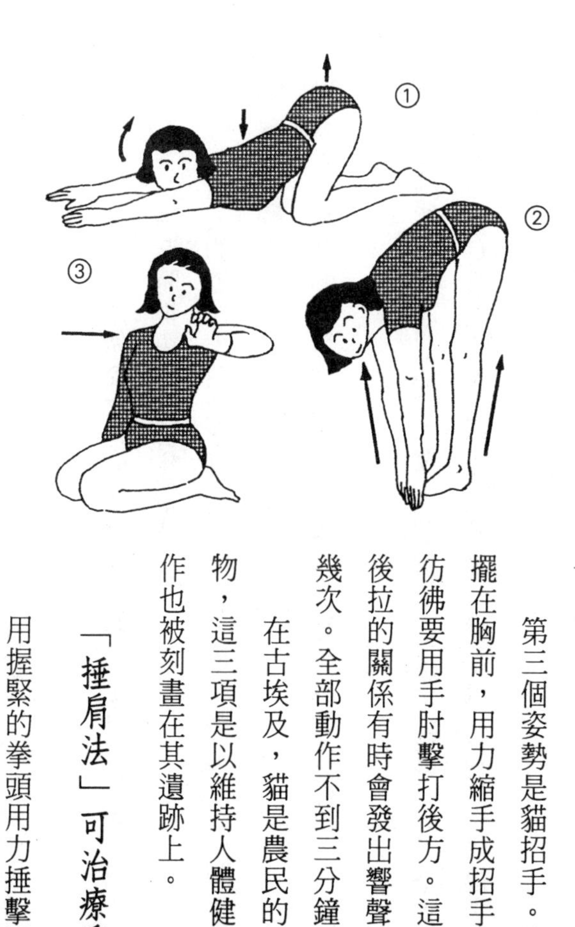

所以，也是預防更年期障礙的保健操之一。

第三個姿勢是貓招手。恢復跪著做單手擺在胸前，用力縮手成招手的姿勢。要領是彷彿要用手肘擊打後方。這時，肩膀因手肘後拉的關係有時會發出響聲。左右手交換做幾次。全部動作不到三分鐘。

在古埃及，貓是農民的伙伴、貴族的寵物，這三項是以維持人體健康的貓的三個動作也被刻畫在其遺跡上。

「捶肩法」可治療肩膀痠痛

用握緊的拳頭用力捶擊肩膀，可迅速地緩解四十肩、肩膀痠痛、眼睛疲勞等症狀。

要領是左拳頭越過右肩捶擊後方，右拳頭相

反。

姿勢是以扭腰的動作，彷彿是要捶擊自己的後頭部。

視線儘量朝向後方。左右拳頭用力地交互捶擊十次，肩膀的痠痛立即會獲得改善。

這項動作也可應用做為女性的防身術。我們把動作稍做分解——。首先，假設年輕女子走在暗巷時被色狼從背後抱住。

這時，男人的動作大致上都是一手由肩上繞到胸前，另一隻手繞到腰部。同時為了窺視女人的表視，會將頭湊進肩膀。

這時，被抱住的女性用力地用高跟鞋的鞋跟踩對方的腳，同時以前述的要領捶擊對方。

如此或許能脫身。而在這一連串的動作中，除了踏腳之外，全都是肩膀的體操。

不過，肩膀有毛病的人由於關節較硬，拳頭無法越過肩膀捶到背部肌肉，效果自然不大。

因此，必須勤做練習。方法是用另一手推使用拳頭的手肘。反方向亦同。

如此一來，可將拳頭推向肩後。如果加上腰部的扭動，可使拳頭捶擊的位置更遠。

這個動作可使肩膀、頸項變得舒服，也會使視線變得清晰。做防身術時需講究雙腳的姿勢。不過，若純粹是肩膀體操則可採自然而舒適的姿勢。辦公時坐著也可練習這個動作。

頭運動是治療頸項毛病的妙法

頸項的毛病會傳到手指頭上。譬如，因睡姿不良而造成落枕頭轉不過來時，手指的運動機能也會減退，甚至發麻。一般人碰到這種狀況，即按摩頸項而忍痛繞著脖子。事實上，這是錯誤的做法。因為頸子的肌肉已發生不正常的充血，最忌諱不正常的刺激。

這時要讓脖子保持原狀，然後仔細按摩十指，並用力拉引。按摩的要領是以指甲、關節為中心，指頭按摩可治療頸項的毛病。斜頸的治療也是一樣。

大人所發生的頸項毛病，多半是神經性的要素所造成。

譬如，假設有一個上班族碰到與自己水火不容的上司。上班時始終側著臉避免和上司有所接觸。結果的姿勢固定化，變成固定的斜頸。或者，公司裡有心儀女同事時，也會造成斜頸的疾病。

如果除去眼中釘的上司或把心儀的女同事佔為己有，立即可治療斜頸的毛病。事實上，這是辦不到的。

一旦有斜頸的傾向，應立即做指頭的運動。和睡姿錯誤扭到脖子的情況一樣，切忌繞轉、按壓或敲擊脖子。

另外，反覆蹲、立的動作也可治療斜頸。這也是會併發指頭顫抖、顏面僵硬的巴金森症的對症療法，這種疾病似乎和指頭也有關連。

中國人自古有句俗說「指有百穴」。若能認識手指運動的效用，將可順利解決一般生活中的一些不適症狀。

另外，頸項上青筋浮腫的人，是喉頭或內臟的危險訊號。這種症狀，光靠促進頭部血液暢通的手指運動是無法根治。

指壓治療鎖骨骨折

鎖骨骨折時可按壓「肩井」穴道。「肩井」穴位於手臂根部附近，碰觸時會凹陷下去的柔軟三角地點。右肩使用左手中指，左肩用右手中指。

必須交互地在雙肩的「肩井」上指壓各五次，一日三遍。

嚴禁直接刺激骨折點。只要指壓「肩井」穴可使患部附近的血液通暢。

鎖骨是從肩到喉嚨處的環狀骨骼，最近的兒童經常骨折，多半是缺乏運動的關係。由於動作遲鈍、經常跌倒，又無法吸收撞擊的反彈力。因此，很容易使鎖骨骨折。

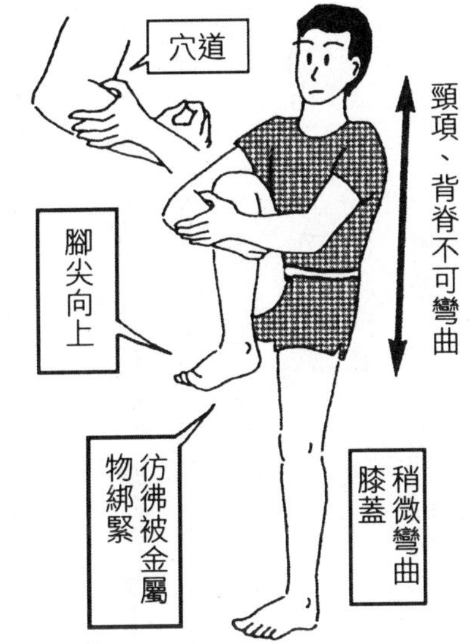

抱膝運動可根治痔瘡

抱膝運動可促使手腳與骶骨產生活力，同時又有根治痔瘡的功效。不過，細菌性的痔瘡例外。

骶骨是位於尾骨上方的凸出部分。以此為中心按摩下半身，促使血行通暢是治癒痔瘡的要件。患有痔瘡的人，在冬天時症狀會惡化。

但是，每天持續做自我按摩並不容易。因此，利用抱膝體操是最有效而確實的方法。

採直立姿勢，讓右膝貼放在右胸上。不可彎曲背脊。用雙手彷彿抱嬰兒般地抱住提舉的膝蓋。右手臂在內側，左手臂在外側。然後用左手拇指用力壓迫右手肘內側五公分的穴道。深呼吸後靜止三秒鐘後吐氣回復雙腳直立的姿勢。再換左邊。以上動作進行三次。

這個動作是以單腳站立為主，在尚未習慣之前藉牆壁做依靠。

為了舉高膝蓋，必須留把腳尖朝上而腳跟要有彷彿被金屬物綁緊之感。另外，著地的一腳稍微彎曲膝蓋使其具有彈性，做起動作來較輕鬆。

千萬注意頸項、背脊不可彎曲。

同時，要留意抱住膝蓋的手的動作。從手肘內側往手臂五公分的位置，那是痔的要穴。因此，這個體操裡含有治療痔瘡的所有動作。

若能注意保暖身體、不酗酒並多食麥片即可根治。

坐式便器的健康法

有人認為蹲式便器是造成痔瘡的原因。事實上，便秘的發生是因為坐式便器的

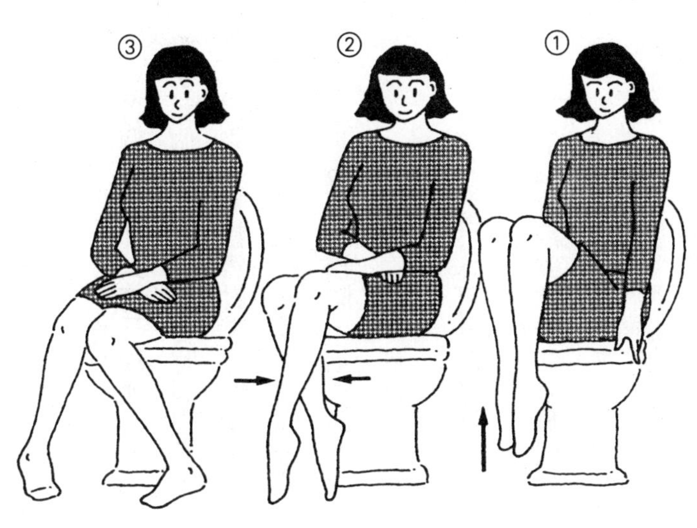

緣故。舊式的蹲式便器可鍛鍊足腰，並有助於安產。

蹲、坐便器各有長短處，全憑各人喜好來做選擇。不過，據一名法國女醫生所言，使用坐式便器可鍛鍊健康。方法如下：

①坐在便器上雙腳併攏後舉起到與腰部同高。這可促進下腹部與肛門括約肌的收縮。

②雙腳用腳尖站立，雙腳小腿交叉用力壓緊。是蘿蔔腿的矯正美容。

蘿蔔腿會使雙腳顯得更短。然而並非細腿就好。

粗腿也有高尚、粗俗之別。最要緊的是只要小腿緊縮就能流露出性感。

而且這個動作所發揮的重要效果是可對

稱為「媚穴」的鼠蹊部做刺激，促進荷爾蒙的活潑化而提高性感度。

③膝蓋以下的小腿呈內八字，抬頭、伸直背脊、挺胸。據說這可治療生理痛和便秘。

各個動作都只需三秒鐘。不過，②的動作是雙腳交叉壓緊的動作，必須花六秒鐘。三個動作所需要的時間頂多十二秒。

這些運動當然對男性也能發揮效果，建議各位紳士不妨在小解時以腳尖站立的姿勢排尿。肛門往頭頂的方向緊縮，上半身儘可能保持直立挺起胸部。

這是最適合預防、治療前列腺鬆弛的廁所健康法。臀臟機能衰弱，只能排泄微量尿液，經常帶有殘尿感的人，只要持續練習這項動作一個禮拜就能收到效果。

肚臍保健操可克服便秘

光靠藥物或飲食療法是無法根治便秘。

最重要的是做全身運動。其重點則是練習肚臍舞蹈。所謂肚臍舞蹈簡言之是繞轉肚臍。首先把肚臍儘量往肚內方向縮收，再使勁往前凸出。接著左轉、右轉，自由自在地操縱肚臍的運動。

藉由腹壓可改變肚臍的各種狀態……這正是肚臍舞蹈的原理，具有克服便秘的神奇效果。

最好能養成每天做肚臍舞蹈的習慣，如果肚子會咕嚕咕嚕叫，這是便秘即將痊癒的徵兆。

患有便秘的人，其大腸彷彿填塞著排泄物的香腸已失去活力。

肚臍保健操會刺激腸胃機能使其重新的活性化，並可強化腹肌。而藥酒或飲食療法只不過是輔助腸更生的助手罷了。

做這個保健操隨時隨地都可做。

最適合工作繁忙連散步也沒時間的人、高齡者、女性。「便秘不長壽」、「便秘無美人」從這些譬喻就可知道便秘對人體的傷害。便秘的原因有些是因體質的關係。不過，也有人生性懶惰，不去克服才會造成便秘。

肚臍保健操可解決便秘的煩惱，還具有利尿效果。

在練習前飲用生水更具效果。因為，清洗臭水溝最好還是先沖一次清水。

而操縱肚臍時的要領是，收縮會陰部。

治療便秘的海豹體操

海豹體操除可治便秘外，還具有強壯強精效果。而且不論男女皆適用。

①趴在床上，雙手伸直平放在腿側，雙腳併攏，下顎著地，放鬆全身力氣。

②吸氣時雙腳用力往上抬高。須留意雙腳併攏，亦即兩腳的大腿、膝、腳腕都必須併靠在一起。

③腳要儘量抬高，然後儘量長時間地靜止在空中。這個過程中要摒住氣息。

④吐氣時徐緩地放下雙腳，然後鬆弛全身。

——雖然只是簡單的幾項動作。不過，只要每天早晚持續練習兩次，嚴重的便秘也能治癒。全部動作做一次也只須十秒以內，可在床鋪上做。

同時，它還具有提高臀部曲線的效果和乳房刺激等美容效果。

它也是強化腎臟的體操，能促進排尿。

腎臟衰弱會引起許多不良的現象，諸如疲勞、精力減退、浮腫、視力減退甚至對血壓影響而加速老化。

嚴重時，甚至會引起小便停止或排尿只有數滴而尿液混濁，這樣可能會危及生

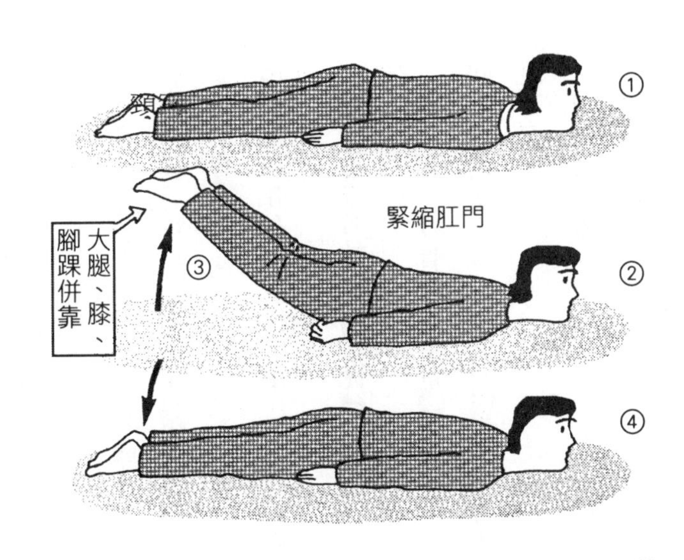

命。不過，利用海豹體操就能消除這些危險狀態。

抬高雙腳時吸氣並緊縮肛門。靜止時摒住氣息。吐完氣後再完全放鬆，這樣的呼吸法也是一種促進健康的秘訣。

矯正背骨彎曲的「武士步伐」

背骨彎曲，可利用步行方式給予矯正。

其實超人般的特技或令人瞠目乍舌的運動技巧，追根究柢都是從步行開始。換言之，正確的姿勢是一切運動的基礎。因此，端正的步行法勝過任何背骨矯正術。

參考日本舞蹈的動作可分為町人步行及武士步行兩種。町人步行法是把體重放在腳尖，因此，行走時頭部往前傾、胸口凹陷、背脊彎曲。而武士步行法是把體重置於腳底中心，因此，背脊自然挺直顯得威風凜凜。以健康的觀點而言，武士步行法對人體較有益。

當然也有中間派的步行法。譬如，把重心放在後腳跟的步行法。這個步行法乍看之下顯得牽強，彷彿是被鬼魂由後抓住頭髮而變成腳步蹣跚，對頭腦會造成不良的影響。染患痔疾的人走起路來多半是這種步行法。

若把身體重心放在腳底中央，在下意識中把腰、臀往前方挺，背骨會自然挺直，走起路來端莊有序。如果腰往後凸，容易染患椎尖板疝氣、子宮後曲症、痔。

矯正背骨的三項保健操

俗語說，背骨彎曲是萬病之源。若要使背骨回復正常的位置，必須施行把骨盆移向後方的矯正保健操。簡單地說就是練習把腳後擺的動作。這也是可以自我練習的體操療法。

而且具有矯正彎腰駝背、提高臀部曲線的美容效果。

背骨與骨盆的維護仰賴大臀肌、基腱、大腿二頭肌、背肌及位於腰到腳掌內側各處肌肉的作用。

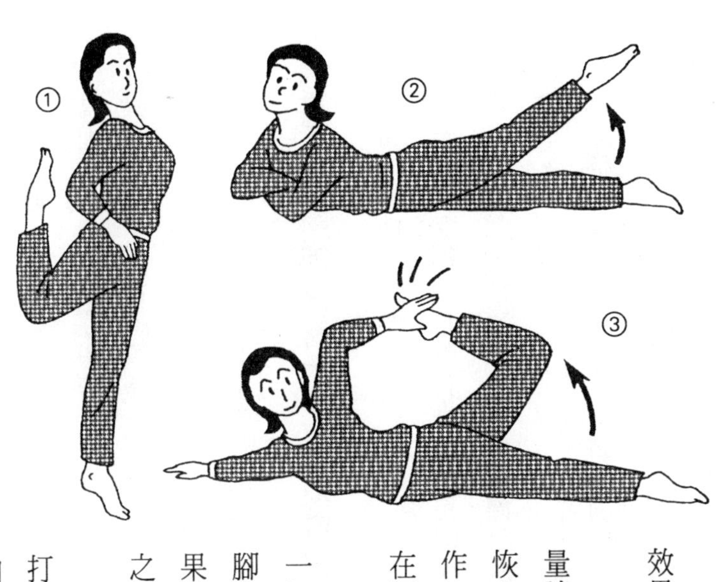

把腳往後擺動的保健操之所以具有矯正效果，是基於人體上的機能，其要領如下：

①保持自然的姿勢，膝蓋向後彎曲。儘量讓腳尖碰觸背部，然後保持靜止三秒鐘後恢復原位。接著換另一隻腳練習同樣的動作。動作中要注意讓背肌往後翹起。雙手放在腰際。

②接著趴臥在地，雙手交握在胸前，數一把左腳朝上。數二回復原位、數三抬高右腳。以腰為支點把胸、頭往後仰，較具效果。隨著數一、二、三的順序而能做好動作之後即可停止。

③同樣趴在地上雙腳併攏，雙手往左右打開。接著左腳朝後方翹起，膝蓋在空中彎曲。當腳尖靠近背部時用左手抓住右腳背。

也可只碰觸腳背。

放回左腳，接著換右腳做同樣的動作。做動作時把頭扭向後方看整個過程。這也是動作之一。這個保健操不僅可矯正背骨，也可治療頸椎扭曲。對頭痛、肩膀痠痛亦具有療效。每遍，單腳各做三次。

①②③的動作為一套，可在一分鐘內做完。

在季節轉換期間會心情鬱悶的人，做這一套體操，即可恢復精神活力。

矯正汽油桶身材的「變形體側運動」

汽油桶身材有兩種。

人不論男女都同時兼有真性體和假性質。所謂真性體是骨骼所構成的體型，這是固定的體型並無法矯正。而假性體是肌肉脂肪所造成的體形，這是可經由外力加以改造的。

汽油桶的身材是表示體內脂肪過多、瘀血、腹肌衰弱，是大病的前兆。以體型美的觀點而言，擁有這種體型的女性將被從美人行列除名。

而變型體側運動可使人變成葫蘆般的腰身。

首先，側臥在地，先從左邊開始。以左手肘彎曲，在左手肘及左腳腕二點上施力，使身體浮向空中。右腳腕用力伸直腳後，整隻腳畫半圓似地繞到身前再回到原位。同樣要領共做五次，左右腳交互練習左右合計十次。

必須每天持之以恆地練習。畫圓時儘量使腳掌往自己的臉部方向靠近。如果膝蓋彎曲會使畫圓的幅度扭曲。

另外，畫圓的腳是貼著地板移動，並非浮在空中。以上的動作是初級保健操，為期一星期。

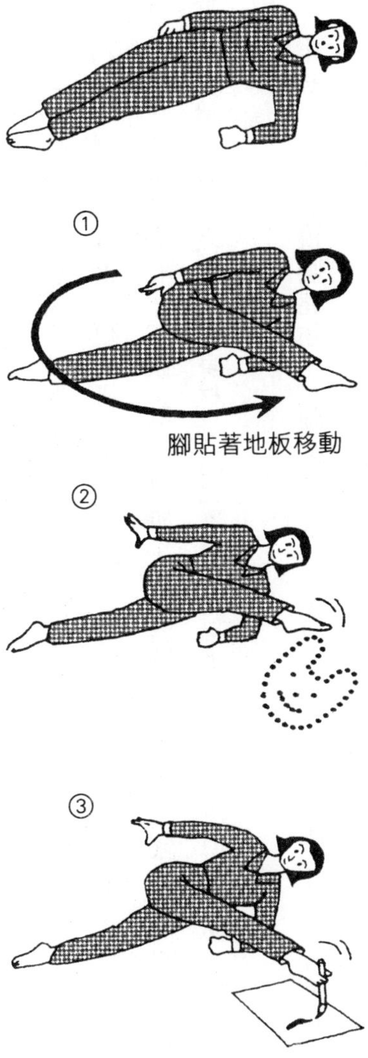

①

腳貼著地板移動

②

③

隔週進一步做中級保健操，要領雖然完全一樣，不過，在單腳畫圓的上限位置，試著憑空描繪自己喜歡的圖畫。畫貓咪或山水等等簡單的圖畫。

再隔一星期後就進行更高級的動作，即改為實際書寫文字，這時實際在地上鋪一張白紙，用腳趾頭和第二跟趾頭夾鉛筆，在上面書寫英文字母或親友的名字等。達到這個境界時，汽油桶的身材必然已獲得改善了。同時，可治療便秘、腰痛、慢性頭痛等。

中級、高級的畫圓運動左右側各一次就足夠了。至於要畫圖畫或書寫文字，這是為了刺激腳趾的神經。

只靠施行一般的運動是很難改善汽油桶身材的。

拳擊運動可克服全身倦怠、無力感

利用拳擊的三個姿勢可治療手腳麻痺、無力感和全身倦怠感。

拳擊式的體操也有助於改善哮喘、過敏性體質。全套動作只有直拳、勾拳、揮拳三個動作。

這可以回覆反射神經的敏銳性，使鬆弛的肌肉與關節韌帶緊縮。

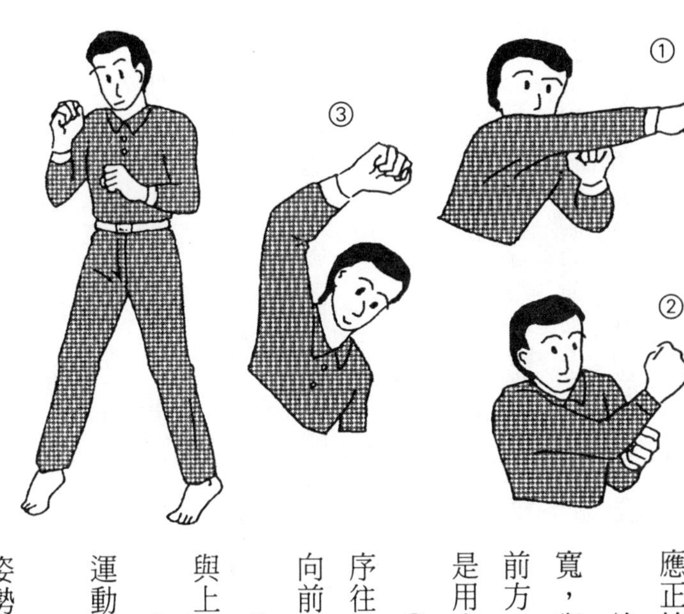

體操運動不會太過激烈，最適合無法適應正統訓練法的人。

首先採取對擊的姿勢，雙腳打開與肩同寬，與前腳同側的手輕輕握住拳頭放在下顎前方。另一方的拳頭擺在心窩前。這個姿勢是用來護衛顏面與身體。

①直拳＝提起腳腕，依膝、腰、肩的順序往前傾，隨之把拳頭以直線進行的方式擊向前方。

②勾拳＝手臂彎曲呈勾狀，以捶擊側方與上方的要領擊拳。

③揮拳＝拳頭擺到身體後方，以畫圓的運動揮出拳頭。左右各做一次。

首先面對鏡子徐緩地做上述的動作，當姿勢習慣後就加快速度。

真正的拳擊是一種格鬥，和健康法完全不同。所以，在技術上不必過分在意。練習到微微出汗為止。把重心擺在腳底前方，再加點腳步的動作更好。

拳擊的歷史非常久遠，而德國希特勒認為這是培養鬥爭心、保健、強壯身體的最好方法，而把它制定為為民族運動之一。

利用鉛筆和木屐消除手腳麻痺

若要迅速消除一時性的手腳麻痺、酸麻，用指頭用力按摩小腿肚即能達到效果。對準其中心部指壓時立即見效。

至於手部，用力地按壓酸麻的指頭。從拇指依序按揉。在指甲的根部用力加壓，接著按摩指頭前端。同樣地依序從拇指開始。

另外，腳部有類似的感覺時，雙手手腕用力做旋轉運動即可奏效。若是手的毛病則做腳腕的旋轉運動。

要預防麻痺、酸麻的症狀最重要的是不可長久保持固定的姿勢。若情非得已必須採取長久固定的姿勢時，利用按壓及捏指頭，不但有效也不會干擾別人。

平日多做手足運動即可防範手腳酸麻、麻痺。如果想要根本治療則可使用鉛筆和木屐。

除了鉛筆之外也可利用筷子，把鉛筆夾在指頭之間壓痛指關節。方法有許多，試一試就知道。眾所周知的中風預防法是在手中握兩顆核桃，交互地繞轉。不過，在指間夾住鉛筆時，手指的運動會更為充分。

至於穿著木屐可解放五趾，對趾間產生自然壓力，效果不容置疑。

首先採直立姿勢，雙手往頭上伸直，最好以腳尖站立。全身伸直成一根長棒之後，鬆懈全身力氣，手及腳跟回復原狀。

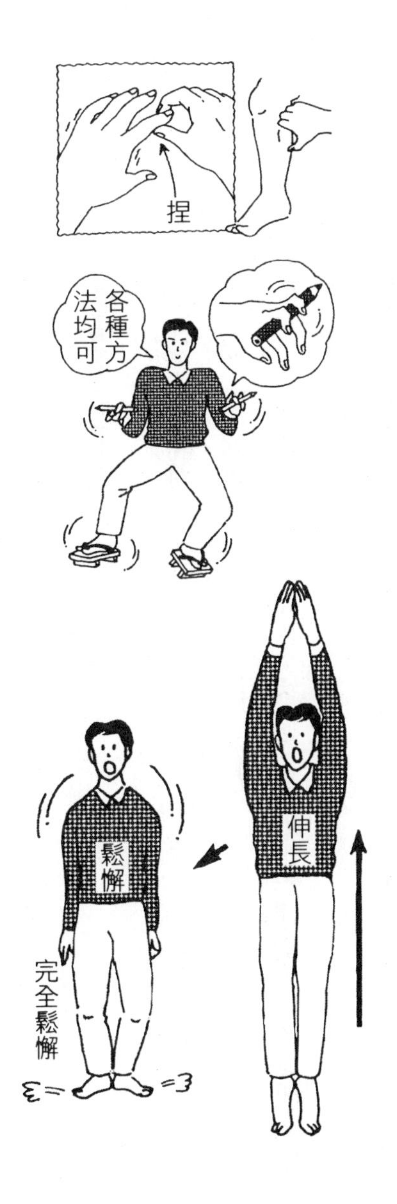

這種保健操可早根治酸麻。

利用踩竹片矯正扁平足和螃蟹腿

一般認為扁平足是運動能力、運動神經遲鈍的標誌。而患有扁平足的女性和其性器上的缺陷或生理痛、肩膀痠痛、腰痛有密切的關係。

雖然其中有的是因為體型、遺傳的關係。不過，最近由於運動不足或錯誤的腳部運動，而有越來越多人患有扁平足。

日本著名的相撲選手雷電、北湖、千代富士的腳型是呈明顯的倒三腳形。而且腳趾可以彷佛蟋蜴一樣抓住大地。拇趾強勁有力，連小趾的神經也極其敏銳。

矯正扁平足的保健操，最簡便的方法是利用竹片。踩竹片即可矯正扁平足。

把直徑十公分的孟宗竹切成四十公分長後對半剖開。用腳尖踩在竹片上調整身體的重心，讓全身重量依序落在由小趾到拇趾，再由反方向從拇趾到小趾。

手搭在牆壁上略成螃蟹腿的姿勢。

往返五次之後，以腳底正中央踩竹片。如此可刺激位於腳底中央的「湧泉」穴，讓人能獲得如泉湧般的精力。

踩竹片可消除腳趾運動的疲勞。運動腳趾和刺激湧泉穴是矯正扁平足和螃蟹腿的重點，同時，也能治療歇斯底里、癲癇。換言之，這項運動對子宮肌連接的內性器提供良好的刺激。因此，可以一併消除女性特有的疑難雜症。

另外，日常上應盡量穿木屐及赤腳在地上步行。

夾趾頭可治療女性的冰冷症

腳趾頭體操可治療失眠症、心浮氣躁及不安的神經衰弱、寒冷症、頭痛、精力衰退及女性的冷感症。

腳底第二趾與第三趾的根部與腳底中心所連成的三角地帶，是影響人體健康的部位。

做腳趾體操，可達到在身體各部針灸治療同樣的效果。

基本上是刻意地擺動平常被忽略的腳趾。

譬如，在床鋪上扭轉、彎曲或旋轉腳趾。這個並不起眼的動作能夠使長久陷入沈睡中的肉體上許多部位恢復活力。

人不知何時已經失去用腳握、抓東西的能力了。

野獸的腳和手的機能是一樣的。在山頂生活的黑猩猩的腳趾運動的能力，比在低地生活的黑猩猩高，而猴子的腳趾機能比大猩猩則稍遜，至於人根本無法與之相提並論，這乃是文明社會所造成的退化現象。

穿鞋的生活完全束縛了腳趾的活動。所以，偶爾應穿木屐讓腳趾解放。睡前讓腳趾依序互相摩擦三十次，可獲得快適的安眠。

做腳趾按摩運動時人成仰臥姿勢，並將腳部墊高效果更佳。女性的腳拇趾略呈彎曲狀者，意味著其陰部的舉肛肌緊縮，能提供美滿的性樂趣。同樣地，男性力行腳趾體操，不但可改善各種病症，也能強壯性能力。

讓自己發揮所有本來的機能——這比什麼都重要。

按壓「人中」可治顏面脹紅及緩和緊張的情緒

高血壓患者常會發生顏面脹紅、昏眩等症狀，此時立即用一指拳按壓「人中」穴可立即改善症狀。

「人中」位於鼻與唇之間的溝帶中間，是生死的要穴。

所謂一指拳是握拳頭時食指的第二關節。使用時拇指從外側給予支撐力道會更強。

用一指拳按壓「人中」是為了急救，因此，不可用力過強，而且左、右手都可使用。

把一指拳按在「人中」上畫圓似地施壓，但不可用刺的方法。

按壓「人中」時徐緩地用鼻呼吸五秒鐘鬆手，然後做深呼吸，再按壓五秒鐘。反覆三次之後，症狀大致可平靜下來。

另外，在眾人面前會緊張，顏面脹紅、口吃或發生呼吸困難等現象的人，在與人會晤之前按壓「人中」即可使情緒平穩下來。

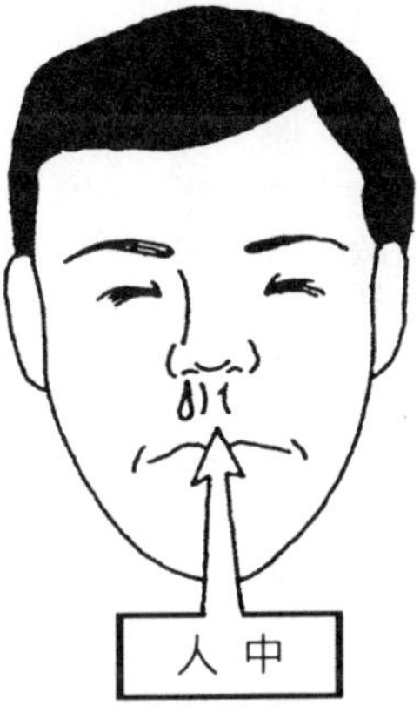

據說按壓手掌的中央部分也可以使情緒平穩。不過，在應急時按壓「人中」較有急效性。

另外，這項運動也可做為預防腦中風的體操。

過勞的急救法是「蛭鰻體操」

過度疲勞會使人產生急性虛脫狀態而無法直立，這時光是保持安靜是不夠的。這種症狀多半發生在身強力壯熱衷工作者的身上。

自認體力過人而大吃大喝、縱慾無度，結果有一天卻突然倒臥不起。追根究柢多半是平日的過勞、精神壓力的累積以及生活不節制所造成的。

這也就是俗稱的腎虛。

這時最有效的急救法就是做「蛭鰻體操」。

趴在床上伸直身體，放鬆全身力氣。首先做水蛭的動作，方法是以腰為中心，上下扭動反覆著前進與後退。

接著做鰻魚的動作，扭著身體做前進後退的動作。同樣以腰部為中心，這時可利用肩、胸、腹、腳尖等部位輔助身體移動，這種體操做起來極像是軟體動物的爬行。

這個體操對腎機能的恢復特別有效。是日本古時候盛行的腎虛體操。

它不但可消除肝臟的鬱悶感，同時讓心情舒暢，從脊髓向腦部輸送活力的泉源。

這個體操最適合平時醉酒昏睡酒氣一消起床後，卻突然全身無力的人使用。

舔舌可治療喉嚨發炎

舔舌運動可以有效地消除口臭、創造美麗肌膚、治療牙周病、胃弱及喉嚨的炎症。

身體不好時，口腔會顯得乾涸，這是唾液酸性化的緣故，而且唾液量少，使得吐氣變臭。

唾液腺的分泌如果順暢，換言之，體質良好時唾液呈鹼性。同時，鹼性的唾液會提高體內的鈣效率，使血液呈鹼性，有助於疾病的預防和治療。

擔任體內健康維持指標的鈣會從尿液排出體外。英國的葛雷布施博士榮獲諾貝爾獎的「代謝的法則」，就是談這個道理。

東方醫學認為唾液是「神液」，不僅是消化液，和疾病亦有直接的關係。

以前在小時候碰到一點小傷，會吐上唾液治療。這是人的本能而不一定是經過他人的傳授。

由此可見，舌頭體操應有其功效。用舌尖舔上腭，並且用力舔齒徑，這可預防牙周病。在口腔內用舌頭到處舔食可去除口臭。也能使胃部的疲勞儘早回復。

練習時，採正坐而稍微前傾的動作，將舌頭完全吐出口外用鼻息呼吸。雙手手指併攏彎曲第二關節撫住膝蓋以支撐身體。停滯的唾液腺必定敞開。

若在眼前擺一些梅干效果更好。喉嚨的乾渴立即消除。因水分攝取過多而傷腦筋的人不妨試試。

全身按摩術可避免花粉症

每年一到春天，便可見染患花粉過敏症者在醫院門口大排長龍。

如果說霍亂是外界的傳染病，那麼，花粉症可說是人內心自惹的流行病。其實只要利用全身按摩體操就可做到預防與治療的效果。每日做一次在沐浴時練習。這是特殊的症狀，因此，將全身區分為上下兩個部分。

首先，從頸部以下利用去污砂布或手柄較長的馬刷仔細地刷洗，尤其是鎖骨以下到鳩尾及其裡側的部位要仔細刷洗。同時誇張地曲伸體操，再加上扭身的動作使身體出汗。

以上的動作已完全包含消除花粉症的過敏源等，體質強化改善的穴道刺激。

然後，泡在澡盆裡用雙手的食指，搓揉鼻孔到唇端的溝痕。

把指腹按在鼻唇間的深溝做上下的搓揉。這也是治療蓄膿症或鼻腔異常的重點。

前後反覆三十次。除了體操之外，平常應特別注意鼻腔的水洗。

清洗鼻腔時只要用雙手手掌掬水沖洗鼻腔深部，不僅可排出鼻內異物，還可使鼻腔保持緊張狀態。

踩榻榻米的邊緣可治療暈車症

慢性的暈車症可經由步行法治療。

方法是閉上眼睛，在榻榻米的邊緣上行走。

首先，睜大眼睛在榻榻米的邊緣上往返，這非常簡單。但是，閉上眼後很容易脫線。

練習時將手左右舉起與肩同高，使身體平衡，較能確實做好動作。

縮緊下顎、挺起胸膛，注意腰身挺直。這樣的姿勢成功率較高。

接著，以同樣的姿勢橫走、後退。要領是用腳底的觸感探索邊線的接縫。

暈車症是耳內的三半規管的作祟，只要利用平衡感的訓練即可治療。

閉上眼睛做各種記憶的練習，可使直覺變得敏銳。

會暈車的兒童較容易碰到車禍。身體的平衡感較差是指動作遲鈍、反射神經不靈敏。在戶外閉上眼睛行走是危險的，不過，在榻榻米做步行練習卻是安全的。

某高級船員曾說，即使航海經歷較多的人，會暈船的人還是會暈。

但是，最常發生在沒有勤練體操的次日。所以，據說在甲板上閉上眼睛散步是不可或缺的日課。

梅干子可消除魚眼

利用日常的步行運動，可消除魚眼。

魚眼是皮膚表面的角質異常硬化的結果。膿胞會凸在皮膚上，而魚眼則潛伏在皮下。所以，會令人覺得疼痛。現在醫學的處置法是將其挖開消毒。但有些人因為魚眼反覆復發而舉步唯艱。

挖開後消毒——到這個階段還好，問題在於事後的護理。在患部的腳底心，用膠布黏住一顆梅干的硬子。

然後再穿上鞋子，這不但不會妨礙步行，梅干子會刺激腳底令人感到舒適。

避免穿高跟的鞋子。這會使腳尖往前傾而失去刺激腳中央的效果。只要三個月左右，長久困擾人的魚眼就會消失。這個方法還有一大好處是在治療中走再多的路也不會感到疲憊。也許是常穿著低腳跟鞋子以及刺激腳底的緣故。

要治療魚眼必須利用指壓做部分刺激，而梅干的子是最好的材料，可隨時施行。廚房用的鋁箔紙也可取代梅干子，鋁箔紙做成適合自己腳底拱形空間的硬球，直接貼上腳底然後穿上襪子，再穿鞋子。也可以採取固定在鞋底的方法。另外，若擔心只在患部的單腳做處置，會影響左右腳的行動一致，可在雙腳腳底使用。

這種方法並不會造成任何障礙，相反地還可同時預防疲勞並矯正彎腰駝背的體形。

治療皮膚病的頭頸刺激法

臉上長青春痘、濕疹、白癬、圓形脫毛、禿頭、顏面黑皮症、發汗異常等皮膚疾患，是可怕的憂鬱症的前兆。

必須在其惡化為神經衰弱症之前給予治癒。

皮膚是反應精神不安定的鏡子。

不過，若以治療過敏性皮膚炎的方式來治療，恐怕會適得其反。

預防憂鬱症的醫療體操是刺激「聖門」（頭頂）、「頸中」（頸後根部）二處穴道及做跳繩運動。

跳繩運動可調節並促進聖門及頸中兩穴的刺激效果，並強化全身、解放精神，從根本治療皮膚障礙。

「聖門」是支配腦神經的要穴，敲擊十次，就可收到刺激的效果。

使用拇指側對此處進行指壓，即可收到效果。

至於「頸中」乃是治療皮膚病的重要穴道。

用力把頸項往後仰，左右各繞轉五次，這可以使「聖門」受刺激而緊縮的頸項變得舒服。

最後的跳繩運動，以緩慢地跳到出汗的程度即可。

避人耳目放屁、嘔氣的方法

屁是在腸內、嘔氣則在胃裡氣停滯過度所引發的現象，雖然各自逗留的場所不同，排出的現象卻相似，最好的方法是一併消除產生的原因。

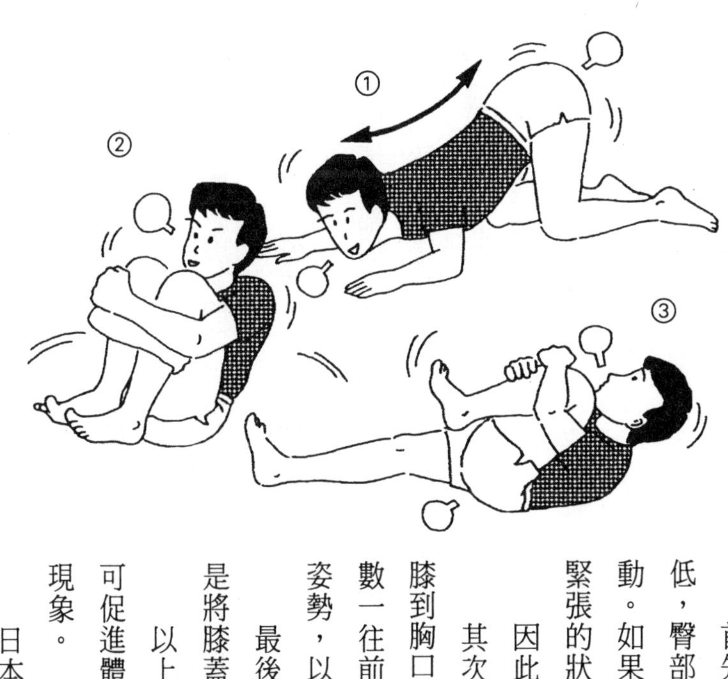

首先，趴臥在地上，把上半身、頭部放低，臀部往後翹起的姿勢，讓身體做前後搖動。如果手臂伸直時動作不易。同時，全身緊張的狀態會減弱效果。

因此，手肘以下著地較為輕鬆。

其次，以趺坐在地的姿勢用雙手抱住兩膝到胸口，讓膝蓋儘量靠近下顎，背部彎曲。數一往前倒、數二往後躺。必須保持原來的姿勢，以滾不倒翁的要領來做。

最後動作是抱住單腳貼放在胸口。要領是將膝蓋拉引靠近下顎。左右交替。

以上大致可區分成三個動作。這些動作可促進體內的廢氣順利排放，而不發生停滯現象。

日本古時候的武士被要求嚴守禮法，嚴

禁當眾有失禮舉止。據說，當時的武士常以單腳站立反覆提高單膝的動作以排出體內廢氣。這個動可在外出時利用。

採站立的姿勢排放廢氣時，不可彎腰駝背，要領是挺直上半身。

在歐美大庭廣眾之下放屁或吐廢氣，馬上會遭指責。

上述排放廢氣的運動也具有強化胃腸機能的效果。

刺激「活殺」穴可抑止打嗝

對準背部的「活殺」穴做刺激，立即可抑住打嗝。

「活殺」是位於鳩尾的正後方。打嗝時央求某人用力地捶打活殺穴。霎那間會有窒息感，然而不要用力太猛，對健康的人體並不會造成危險。不過，若重力打擊卻會危及性命。

打嗝是橫隔膜痙攣。是位於鳩尾裡側支配肺部呼吸運動的橫隔膜，因某種緣故而產生反亂行動所造成的。

一般遭受精神上的打擊，或突然喝冰冷飲料時很容易產生打嗝。

歐洲人認為治療打嗝可抓住鼻子喝一杯冷牛奶。而中國的治療法是在鼻腔內塞艾草，以誘發打噴涕。在斯勘地那維亞地方的人，則用冷毛巾綁在頸頂，指壓頸動脈。這是治療哮喘的應用，只把熱毛巾改成冷毛巾而已。

鎮靜腦神經的「道具」

自閉症是因為身心障礙而引起。具體的原因是運動不足及情操教育缺乏、飲食有缺陷。而兒童的自閉症多少是父母的自閉症狀所造成的。

譬如，女兒渴望參加學校的太極拳社。但是，父母卻因為「危險」、「女孩子玩什麼刀槍」為理由而加以禁止。為此鬧彆扭的女兒不上學校讀書，開始絕食抗議，結果造成神經的障礙。

以這個例子而言，問題就出在父母的自閉症等態度。

當父母經過反省之後，讓女兒參加太極拳社。不到十天，所有的自閉症狀全部消失。

不僅是太極拳，讓自閉症兒童參與運動項目，藉由運動的「道具」以平撫其腦神經。

至於情操教育的道具則是毛筆、畫筆。也可以用生物取代道具，飼養貓、狗的效果更佳。

至於飲食生活，則應讓孩子多食紫蘇葉或艾草。這類青菜可平撫腦神經。

練習太極拳等有技術性的運動，並不須一定要講求純熟的武術，只要運用手上的拳、劍鬆弛全身的僵硬，並可促使指關節的血流通暢。

第三章　治療慢性病最具效果的保健操

滾轉運動可治胃潰瘍

滾轉身體是治療胃潰瘍的最好體操，這個體操只是改變人體的姿勢，不過，可迅速止痛。追究潰瘍發生的原因有人認為是胃的某部分受壓迫，而造成血流不暢所致，與胃液的分泌並沒有太大的影響。因此，促進血液的活潑暢順可治療患部。

各人的睡姿不同，有些人喜歡正躺，也有人愛側臥甚至捲成蝦狀的姿勢。睡覺的姿勢越端正的人，越容易染患胃潰瘍，躺在床上休息時，最好能夠隨處滾動身體。

不過，睡覺的姿勢已成習慣，一旦入睡之後自己也搞不清楚睡姿如何。所以，在飯後的安靜時間試著做這個體操。以往認為正面朝上睡是最好姿勢的人，不妨試著側臥，或仿照蝦子扭身、彎曲的姿勢而睡。

如果習慣右側臥的人改換成左側臥；習慣左側的人則改成右側。

這個體操並非鍛鍊筋骨，動作不可過烈，否則反而妨礙安眠。徐緩而邋遢地任意轉身最適合。飯後躺臥在床上休息可促進胃腸的消化能力。而這個體操只是積極地把它應用在治療上而已。吃完飯即睡對肝臟也有好的影響，也是具有預防效果的體操。因此，滾轉身體運動有其價值。而且不需太大體力，任何人都可以練習。

一旦養成習慣之後，睡眠中自然會轉身。這會加速潰瘍痊癒的速度。

胃痙攣的患者按壓「胃樂」穴

胃痙攣或抑止激烈胃痛的自我急救法，是運用十指做指壓。

方法是伸張雙手手指，把拇指按在乳頭做為支點。雙手食指用力壓在心窩處，其餘的手指延著肋骨放置。拇指維持原狀不動，其餘四指用力往下按壓到腹側後再返回原位。反覆數次。動作中最好安靜地仰臥或倚靠在其他物品上。

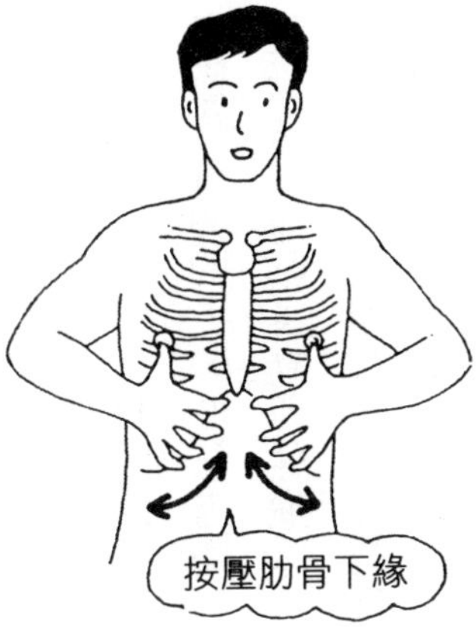

按壓肋骨下緣

簡言之，是以手指用力地按壓肋骨的下緣。

人體的架構從正面觀看時，肋骨是以心窩為頂點略成三角弧狀的屋頂。延著肋骨的屋頂外緣有消除胃痛的「胃樂」等穴道。人感到胃痛時，會自然地用手按住該部位，這是一種保護本能。所以，此法是其延伸的急救法。胃痙攣是急性胃痛的總稱，和一般的胃痛不同，發作時劇痛會漫延到腹部，並流出油脂汗，極為痛苦。對應之道是保持安靜並立即施行急救措施。

不僅是胃弱的人，血氣方剛的年輕人若碰到胃痙攣也會痛得臉色青白。

夏天做完運動後立即猛灌冰水，或空腹時大口吃食鹼辣泡菜的人，很容易產生胃痙攣。這時，只要施行上述的自我急救法，即可消除疼痛。事後再用鹽水漱口。

保暖腹部避免受涼是預防胃痙攣的常識。猛灌冰啤酒之後又吃一碗熱烘烘的湯麵，諸如這般先「冷」後「熱」的飲食順序也極為危險。不過，先熱後涼的飲食順序倒可放心。這也是古人的生活智慧。

俗話說：「腹乃生命之本，腹有生命。」事實上，內臟諸器官幾乎都在腹內，腹部當然是生命之本。

另外，按壓肋骨也可治療女性的歇斯底里症。其實，胃痙攣也是胃的一種歇斯底里。這兩種症狀大都發生在初冬。

染有胃痙攣宿疾的人，當胃或腦神經開始疼痛時，立即施行此法可確實地預防。

扭腰運動可恢復肝臟機能

治療肝臟疲勞的體操，是把腰部當成螺絲般地扭轉，並用手掌貼放在肚臍上方再往上用力地壓迫上腹部。

雙腳左右張開與肩同寬，雙手手掌交疊在肚臍上。徐緩地把腰部往右扭轉，直到右腹側。迴轉時手掌用力按壓上腹部。接著反方向做同樣的動作。

外行人想指壓肝臟而在右肋骨下的局部加壓，通常很難獲得效果。身體的內臟位置極為複雜，並不如解剖圖那樣地井然有序。

以肚臍上方為起點，直接按摩到左右腹側，再加上扭腰的運動時，即可刺激到肝臟的位置。肝臟機能減弱和腰部的僵硬是同時發生的。

如果能維持腰部的柔軟，肝臟也會受到保健。連濾過性毒也無法入侵，並能使再生能力旺盛。利用腰部的扭轉、手掌的刺激可使瀕臨危險的肝臟回復活力。

左右扭轉腰部十次，早晚持續練習即可使肝臟永保健壯。肚臍上方會隨著年齡的增長變硬。極度僵硬時可能是諸病的前兆，不可不防。

持續練習肝臟體操時，會自覺肚臍上方的堅硬漸漸舒緩。扭腰的要領是與地面保持平行地轉動，對著鏡子練習時可一目了然。

如果傾斜著扭腰反而會造成腰痛，必須特別留意。扭動時把視線朝向自己的後方極力地扭轉。

「獅指體操」能使腎臟返老回春

利用「獅指體操」可根治手腳異常冰冷的末梢血行障礙。

這是指獅子爬上山崖時的指型，彷彿女子用手指抓男人時的手勢。

利用騎馬射箭的立位或坐位進行此法。體力較好的人採用前者，換言之，採取坐在馬上的姿勢以獅指做出射箭的動作。左右手交互。

其次，向左側射箭，完畢後再右側射箭。當然，射箭只是擺出動作而已。

騎馬的姿勢與站立時不同，雙腳寬幅比肩幅略小，腰身低下、彎曲膝蓋收緊腹部，這也是騎馬時的基本坐姿。

把手和腳做成獅指的形狀，再加上往前及左右射箭的動作。

這可以促進手腳末端的血流順暢，也能鍛鍊足腰。配合肛門式呼吸法就是最好的強精術。

如果覺得擺出射箭的姿勢過於囂張而感到排斥的人，只做手指的動作也能達到效果。

做獅指的手勢時，手指儘量地用勁，同時縮緊側腹和肛門效果更好。

帶有冷性體質的人，腎臟較弱，而肥胖、運動不足、自律神經失調以及其他各種原因，也會對腎臟造成過大的負擔。利用獅指體操才能使腎臟返老回春。

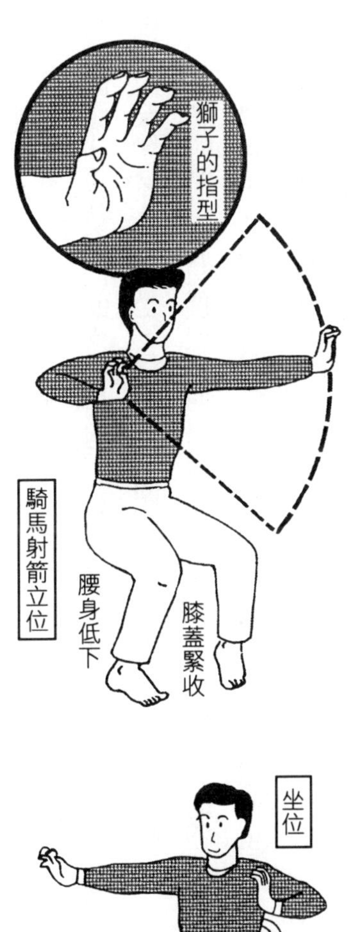

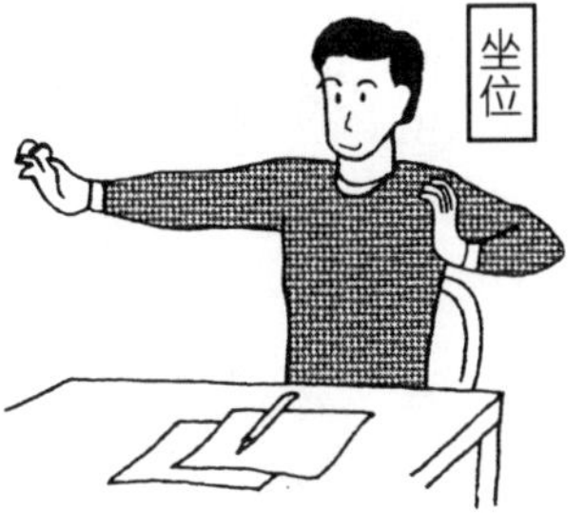

叩頭可強化肝臟、腎臟

叩頭法可恢復因飲食過度而受害的腎臟、肝臟、胰臟。這是將前額部（額頭）著地的保健操。以正坐、盤腿坐、開腳三式分別練習更為理想。

所謂叩頭是把額頂頂住地面的一種行禮法，是古時候的禮法之一。不過此處的叩頭保健操是以直立的姿勢成一直線倒臥在地。這樣可以使全身運動，然而不諳此法者做起來極為危險。

一般人可施行下列的方式正坐與盤腿坐，是日常動作之一，做起來較不會發生問題。只要運用雙手，即可將額頭著地。

伸張左右腳的叩頭法較為困難。若能將雙腳打開成一八〇度，做起來就容易多了。但是，一般人的骨關節僵硬，很難辦得到。

剛開始只打開一半即可。首先，站起身來儘量打開雙腳，然後坐下來。不必再勉強伸張，以這個姿勢試著將前額部著床。背脊挺直，上半身保持直立的姿勢往前倒的成功率較高。腳尖朝上直立。

年紀越大時，身體的移動領域較窄，很難把雙腳打開。如果硬要撐開，反而會弄痛自己。一天約擴大一公分，擴大一公分等於延長一日的壽命，和性能力也有直接的關連。

骨關節支配腰骨，具有連接上半身與下半身的功能。骨關節的硬化是內臟諸器官老化的象徵。

做叩頭保健操時，首先會出現排泄大量尿液的現象。持之以恆可治療腰痛、肩膀痠痛等。

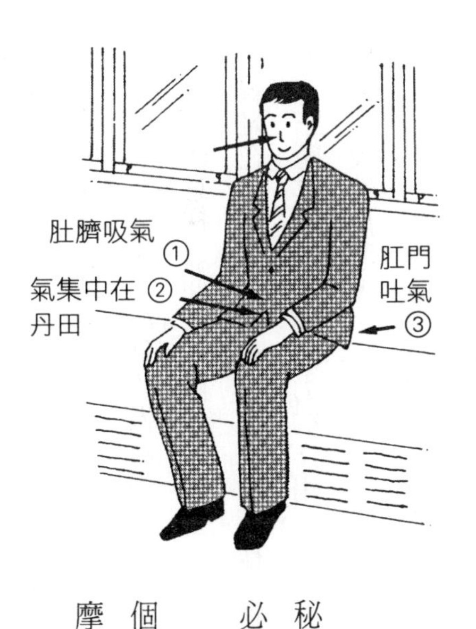

利用肚臍呼吸治療心臟衰弱

心臟衰弱、失眠、胃弱、神經不安、便秘等症狀可利用簡單的呼吸法治療。不過，必須持之以恆養成習慣，否則將功虧一簣。

呼吸式的健康法帶著神秘性，不過，這個方法確實能對腦內神經和內臟做直接按摩。所以，效果顯著。

方法是利用肚臍呼吸。用肚臍吸氣，把

氣集中在肚臍的「丹田」再由肛門吐氣……。依這個方式來做，即可抓住要領。

剛開始練習時分為以上三個階段，習慣之後把三個階段合為一體練習。

肛門在吸氣及摒氣的過程中，往肚臍的方向緊縮，吐氣時則鬆開。

可任意採取仰臥、側臥、坐姿、立姿等姿勢。站立的姿勢也包括步行。因此，不論是在上班途中或交通阻塞的車裡，隨時隨地都可練習。

它還具有提高性能力的作用。不出半個月，會感覺肚臍下的丹田彷彿被光線槍襲擊一般地烘熱。

這是「集中氣」的證據，所謂練功、氣功、吐納、導引等，各種難解的術語追根究柢就是利用這種呼吸法。而其上乘的方法就是禪。

利用相撲的姿勢以強化內臟的方法

相撲力士在上擂台之前所做的蹲踞法，是舉高雙腳做半圓形的繞轉，左右腳交替。

這個動作可強健腎臟、提高性交能力。這也是治療女性生理痛的體操，同時對寒冷症、糖尿病也有療效。

相撲力士的蹲踞法施行時需腳尖著地。在習慣此法之前，做單腳畫圓運動時，可用另一隻手扶住他物以取得平衡。

左右交互做五次，每天持續練習，可強化足腰。要領是腰部儘量擺低、雙腳儘可能往外伸，由前往後做畫圓的運動。畫圓運動中的腳不可著地。

這個運動動員了下半身主要的肌肉、關節、神經。內臟也會受到刺激。

每天運動雙腳各做十次。運動過度反而不好。

做腳的畫圓運動時，在離自己的腳尖可碰觸的稍遠位置放一個物品，有激勵雙腳更為伸直的作用。揉成一團的報紙或任何東西都行，如果能順便練習用腳趾夾住該東西，即可預防腳趾的麻痺。

強化心臟的步行法

心臟衰弱的人嚴禁跑步。不過，卻有一項可以鍛鍊、強化俗稱人之第二心臟的足部步行法。方法如左：

①上半身放鬆以減低心臟的負荷，只挺直背部。保持這個姿勢步行時不會搖晃上半身。笨拙的人才會像挑夫一樣上半身大搖大擺步行，這會立即感到疲憊。正確

的步行法是將力道放在肚臍下方。

②翹起腳尖步行。這樣非但不會疲倦，也是刺激集中在腳拇趾與第二趾的心臟穴道的最好方法。

試著赤腳在自宅做上述的練習。

③用口呼吸時不要步行。這會立即感到疲倦，使心臟負荷過重。——以上三點是強化心臟的步行法。

除非染患特異性質的疾病，否則以心臟衰弱為由而不走不動，只會使心臟機能更為衰退。另外，在散步的前後用冷水沖進鼻腔的深處，如此可以得到和潛水運動類似的強化心臟的效果。

跳躍接球運動可治初期糖尿病

初期糖尿可以藉著施行「跳躍接球」的動作來治療。這雖然是很簡單的體操，卻也需要相當的體力與氣力。

染患初期糖尿而置之不理，嚴重時會使足腰以下的身體無法站立。

準備一個排球，採自然的姿勢將球夾在腳腕之間，雙腳掌用力跳起，順勢將球丟放出來，然後在空中用手將球接住。

在腳掌用力做跳躍時，會牽動膝、腰骨，所以是一項很有效果的運動。用腳腕關節夾球跳躍的動作，習慣之後就不難了。兒童在球球時也可看見這種動作。

鬆弛肩膀的力氣，心情放輕鬆。

這可以直接地對潛伏在深處的胰臟等內臟器官做刺激。同時，能使側腹緊縮。

糖尿病產生的原因雖然眾說紛云，不過，多半是衰退的胰臟所造成的。若干的刺激可治療胰臟機能的衰退。

有許多人在學生時期熱衷於球類運動，一旦踏入社會，就和運動完全絕緣。並且以自己的體力自豪大吃大喝，最後造成糖尿病的惡果。不過，也有不少人利用這個球技運動而根治。

擔心糖尿病可利用「蟹行療法」

糖尿病的醫療體操最好在還有若干氣力、體力時練習。當病情惡化時已無法挽救。利用散步療法還有一點希望，如果再加上二、三種特殊步行法效果倍增。

首先側走，其次後退走。練習時要配合周遭的狀況，以安全為前提。也可在房間內練習。

側走時雙腳交叉行進，視線要筆直朝向前進的方向，雙手輕握擺在左右身側，但不可碰觸到身體。

後退步行時只能倚賴直覺。由於不安與人體機能的關係，後退的步幅會變得狹窄。這時必須留意儘量採取和前進步行同樣的步幅。

側行、後退步行對腳底側邊的肌肉會帶來極大的負擔，這是好的刺激。可以放鬆全身，而且在練習中會感到充分的滿足感。只要短暫的練習，就能體驗充分散步後的神清氣爽。

罹患糖尿病時若不增強體力就很難根治。光憑藥物治療或單純的飲食療法都不值得推薦。

在此建議糖尿病患者做的並非劇烈的運動，而只是前後左右的步行體操。如此便可以把新鮮的血液送達腰骨關節，並給胰臟良好的刺激。

預防糖尿病的「蹲法」

糖尿病所影響的部位很廣，不但會造成呼吸器、腎臟、心臟等機能減弱，更會引起高血壓。雖然有許多運動可對胰臟產生刺激，不過，顧及糖尿病的併發症，必須採取適度的動作。

其中坐式體操是既沒有弊端又能達到效果的治療法之一。

方法是臀部不著地而坐，換言之是採蹲的姿勢，雙腳腳底緊緊的著地。

同時，大腿部的根部要完全彎曲。在東南亞各地經常可見這樣的姿勢，他們的身體非常地柔軟。在街頭巷道裡常有人採這種姿勢賭博、抽煙，不過，這個姿勢並不太雅觀。

施行這種姿勢後，徐緩地數到十再慢慢地站起身來，然後慢慢地蹲下去。開始只做五次即可，習慣之後要增加次數，也要注意姿勢的正確。

要領是注意站立及蹲坐時腳掌的位置，左右張開的腳幅與肩同寬，不過，雙腳掌的位置要呈內八字姿勢。這個姿勢可適度地動員下肢各部的肌肉，對內臟產生適當的運動刺激，促進糖質代謝。只要每天持續這種糖尿體操，不出十日必可自覺病症的改善。練習此法時要放鬆全身，才不會感到疲倦。同時，這種運動也能消除身上的贅肉，使身體緊縮具有彈性。

持續一個月即能治癒時常會感到「乾渴」的病狀，最適合調整血壓。

注意：飯後避免立即做這個體操。

斷絕糖尿病根源的太極拳

太極拳的動作，最適合治療因胰島素異常而造成的糖尿病。

首先雙腳左右張開與肩幅同寬，膝蓋彎曲、腰部下沈。唯有上半身前傾約十五度，保持這個姿勢後靜止，腰部以下直立在地面，上半半身挺直背脊往前傾，雙手輕輕握拳往前伸，由鼻孔做淺而慢的呼吸，至少保持三十分鐘靜止不動。

飯後一個鐘頭以後練習最適宜，原因是食物已進入小腸，藉由胰臟液、膽汁的刺激產生分泌活動而開始消化。此時蛋白質已變成氨基酸、澱粉變成葡萄糖等營養素被人體吸收，廢氣則變成排泄物。

下半身採蹲馬步的姿勢，上半身由腰部以上往前傾斜採「靜」的姿勢，可對小腸、大腸、直腸壁做最有效的刺激。據說可提高小腸的營養吸收能力和大腸輸送廢物的效率。由大腸輸送至直腸的廢物會全數排出體外。廢物滯留體內的時間越長，越會增加成人病的原因。

因此，帶有站立禪旨趣的這個動作，除了可促進胰島素分泌之外，也是促進排

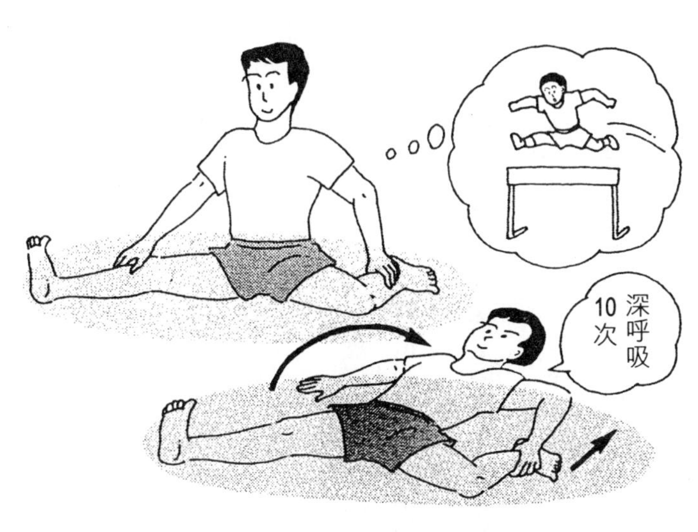

便體操之一。一方面也具有強化前列腺的效果。

可治糖尿病的「跨欄體操」

跨欄體操對糖尿病具有療效。這並非實際地做跨欄運動，而是模仿跨欄瞬間動作的體操，可坐著進行。

跪坐後單腳往前伸直，膝蓋不可彎曲。另一隻腳自然地往後傾斜，膝蓋彎曲。用與後腳同側的手握住腳腕，身體往後仰。前方的膝蓋伸直，身體會有扭曲的感覺，不必在意。保持這個姿勢做十次的深呼吸。然後回到原來的跨欄姿勢。接著換另一腳做同樣的動作。

做這個動作會確實地感到前列腺和尿道

有伸張的感覺。對胰臟也會產生直接的刺激，具有使胰島素正常分泌的功用。剛施行這種體操後，會排出糖尿病患特有的污濁尿液。不過，污濁尿不久就會消失。彷佛臭水溝的污水般的尿液滯留在體內，當然會產生其他的症狀。

最好在沐浴完畢身體鬆軟時練習這項運動。疲倦時即停止，慢慢增加次數是持之以恆的要領。握住腳腕仰躺時，以要讓左右肩甲骨併攏的感覺來做較易達成，效率也高。將握住的腳腕往肩膀的方向拉緊。力道會傳到鼠蹊部。因此，可同時治療因糖尿的陽痿症。

前列腺若有異常，糖尿病就無法根除。須長時間坐在椅上工作的上班族、插圖畫家、漫畫家等，可做這個體操以預防糖尿病與前列腺大症。

舉手轉身運動治慢性支氣管炎

舉高手腕，然後扭轉身體的運動可有效地治療積痰的慢性支氣管炎，換言之，這是一項祛痰體操。方法是雙手握拳舉高，手肘直立。拳頭的高度與頭頂約成一直線。

雙腳左右打開使體操保持安定。以腰為支點徐緩用鼻吸氣時，將上半身往左側扭轉。

依同樣的要領吐氣後回到正面。反方向做同樣的動作，動作中必須保持手臂呈鑰匙狀，胸部挺直。當上半身扭轉到極限時，眼睛注視著拳頭可預防姿勢的不整。

另外，扭身運動時所做的吸氣要集中在肚臍以下。下腹部緊縮。回復原位的動作時，把所吸的氣完全吐出，下腹部鬆弛。每天左右各做十次。

慢性支氣管炎主要的原因是污穢的大氣、刺激性物質，使得氣管的防衛系統脆弱，造成不正常分泌增加，卻無法做正常的排泄。結果使氣管裡經常積痰並且無法順暢地排出。

回復與強化氣管的防禦系統是唯一的治療秘訣。如果不儘早治療，會出現咳嗽症狀並出現哮喘。有良知的醫生知道光憑藥物治療只會減弱恢復能力，往往會建議病人做上身扭轉的排痰體操。

另外，因積痰而呼吸困難時，敲擊背部也是祛痰的好方法。

指壓背肌治小兒哮喘

用拇指和食指摸索基腱上方時，在小腿下方的兩側會約有兩根指頭寬幅的下陷部位。在這個地方按壓，會感到下半身彷彿鬆掉力氣般的舒適。

這個部位稱為背肌。摔角選手這個部位都異常地發達。

在動作的瞬間變成鋼條般的強勁，動完畢時又彷彿豆腐般地柔軟是最佳狀態。因此，如果背肌顯得僵硬時，即是下半身老化的危險訊號，必須特別留意。同時，這和足腰無力、全身僵硬、背脊硬質有直接的關係。小兒哮喘多半也是比目肌僵硬。

兒童在習慣此法之前，可由母親代其按摩此處。當兒童知道穴道的位置，才讓他自己治療。浸泡在澡盆裡練習較為輕鬆。可鬆弛全身肌肉治療哮喘等呼吸疾患。藉由此法所治癒的疾病不會復發。

若能併用棕刷擦身，效果更佳。有些人也利用啤酒瓶按壓身體，不過，這雖然對基腱或小脛有良好的刺激，作用卻無法達到比目肌。比目肌是一個隱密的健康穴道，原則上是用兩根指頭按壓兩側的比目肌。

這是病弱者回復體力、運動員提高運動機能、女性創造腳線美的健康法。

總而言之，它可鬆弛下半身的疲勞，使人獲得舒爽。

據說腳部衰弱正意味著腰部衰弱。足腰衰弱會減弱生命力，而鍛鍊足腰並不一

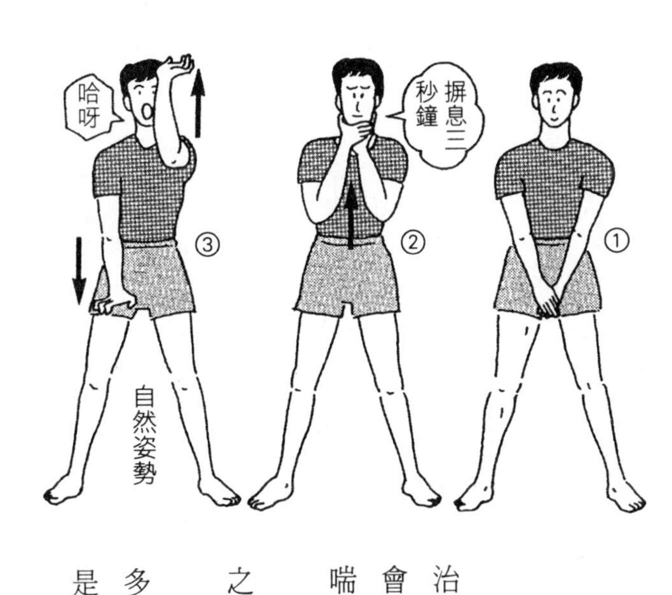

定只採取「剛」的運動。

利用此法也能治療感冒的咳嗽。

改善哮喘體質的三個基本

患有哮喘症者若不改善體質，則無法根治。只依賴藥物治療雖可暫時穩住病情，卻會使全身因而衰弱，衰弱的體質無法治癒哮喘症。

中醫對支氣管患者稱為「濕家」，換言之，患者的體質具有過多水分。

若要抑止發作根本地改善體質，必須把多餘的水分排出體外還原到天地間，這也正是哮喘體操的基本。

首先，採取站立的自然姿勢，左手手指併攏重疊在右指上擺在陰部之前。所謂自然的姿勢，是採直立姿勢的雙腳自然張開與肩同寬，鬆弛全身力氣。徐緩吸氣時雙手通過身體的中心前按住脖子。

採取勒住脖子的姿勢，不過，實際上只是用拇指壓迫頸動脈，摒住氣息數三秒鐘。

接著，吐氣時左手手掌往上舉高到頭部齊。上手臂與地面平行，手肘與手掌成直角。

突然放鬆胸部肌肉，把力氣集中在手腕上。這是把水分還原給「天」的動作。右手手掌朝向地面落到陰部之下。手肘不可彎曲、手腕成直角。這是把水分還原給「地」的動作。

雖然把動作分為左右二式，事實上是連貫的。當左手通過鼻前舉到頭頂位置的同時，右手也已通過肚臍之前擺在陰部之下。

要領是雙手成直角彎曲，手腕上用力，往天與地壓擠。

保持靜止再數三秒鐘時摒住氣息，接著徐緩地吸氣回復原來的自然姿勢並放鬆身體。反方向做一次，各做三次。

每晚練習此法一次，會使身體打從骨子裡強壯起來。

運用潛水時的呼吸法治哮喘

哮喘保健操的重點是，要讓全身的肌肉反覆由緊張而鬆弛的狀態。日常的訓練可培養肌肉條件反射的直覺，防範發作於未然。

這是跳水運動呼吸法的運用。

呼吸慢慢地加深、加強，最後充分地吸足一口氣滯留於肚子下。提高血液的氧

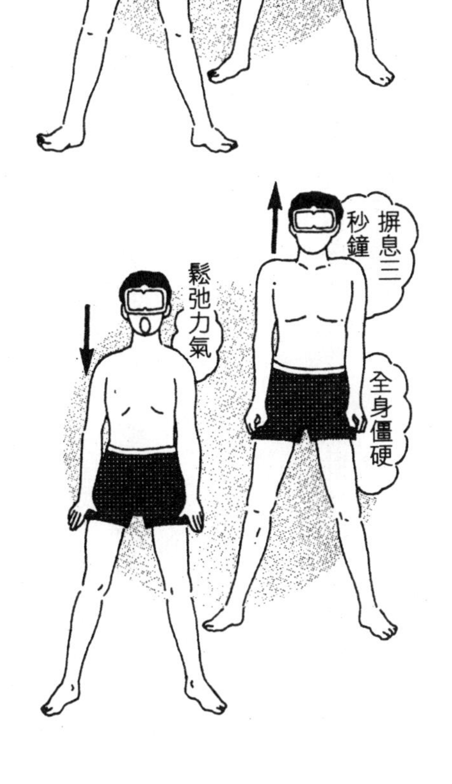

氣量，抑止消費到最小的限度。

接著，彷彿潛水一般儘量摒住氣息，直到無法忍受時再緩緩地鼻腔呼吸。

①儘量緊縮肚臍，直到無法忍受的極限。②鬆弛力氣。當所吸的氣息完全吐盡時回復到①的動作。反覆數次。

姿勢是以自然體為基本。呼吸時採自然體，吐氣時則採取上半身前傾、後仰、左轉、右轉的動作。

每日練習一次時，即能察知發作前的不適感，有助於使心肺機能發揮其預防的機能。換言之，會產生自然防禦能力，強化呼吸肌。

不過，一般人都只會在全身用力使身體帶著緊張，卻不懂得如何鬆弛力量。尤其是背部的肌肉。

極其諷刺的是如果背脊僵硬則無法做哮喘保健操。因此，事先要做預備運動。方法是採自然姿勢，雙肩舉高到耳垂下，屏住氣息三秒鐘使全身僵硬。然後迅速放下肩膀鬆弛力氣。調整呼吸後再舉肩，反覆五次。

以上即使是外行人也能鬆弛筋骨。這可提高呼吸法的效果。

喉節的三指按壓治高血壓

除了散步之外，並用指頭按壓「秘中」和「村雨」兩穴，可提高對高血壓的療癒效率。

這些穴道不難找尋。在散步的途中坐在公園的椅凳上休息時，試著按壓看看必可慢慢地自覺到效果。它可消除腦筋的渾噩感。

延喉節往下探索會碰到骨頭，食指可潛入其內。這就是「秘中」。兩側的骨頭呈山型，從頂上往體內有「村雨」二穴。把食指按在「秘中」，拇指、中指伸直正好按住「村雨」。

這就是喉節下方的三指按壓保健操。

按壓時的要領是摒住氣息，在村雨二穴用力。秘中則是利用其餘勁施壓。

一秒鐘後鬆開力氣做深呼吸。反覆十次後輕揉喉嚨則完畢。

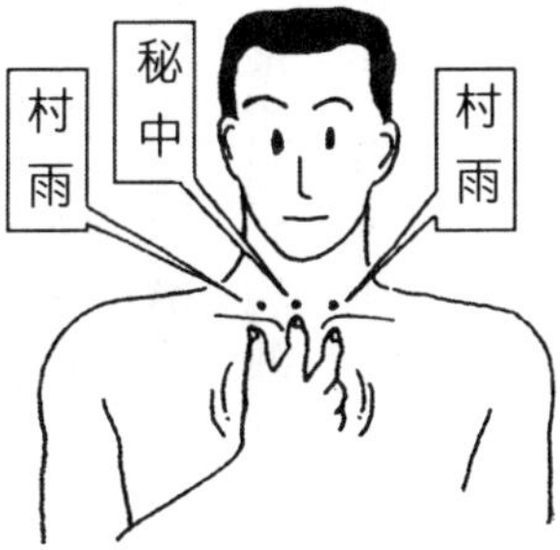

村雨　秘中　村雨

摒住氣息，在「村雨」二穴用力，「秘中」則利用餘勁施壓。

「秘中」是使人致命的要穴，用指頭刺穿「秘中」時會吐出舌頭悶聲死亡。

所以，做為健康法時應避免用力按壓。三指體操也可治療聲音沙啞。但是，三指體操的真正價值是能對體內做深入的作用，改善高血壓體質。

眾所周知的散步是治療高血壓的最好辦法。不過，碰到嚴寒、酷熱、風雨時令人提不起勁外出。這時，只管利用三指按壓保健法取代平時的散步。

第四章　適合回春、增強體力的保健操

利用婆羅門導引術防止老化

跳躍能力是顯示人體因為老化運動能力減弱的指標。因為在生活中幾乎沒有要運用跳躍力的行動。

慢跑在廣義上雖然也屬於跳躍的一種，不過，若能在室內一日做一次跳躍運動可刺激大腦、促進荷爾蒙的分泌，即使足不出戶也能鍛鍊足腰。

而利用婆羅門導引術的坐位進行跳躍運動最具效果。婆羅門導引術的坐位是採盤坐法，但要根據此法做跳躍運動委實不易。

不過，若以跪坐的姿勢則一般人應可辦得到。跳躍時並非突然往上跳起。而是從雙腳併攏徐緩地站起的動作開始練習。

一般是採腳直立，如果是缺乏運動能力者，還必須藉由手的輔助才能站立。不過，這個運動是從跪坐的姿勢變成雙腳站立的姿勢，這時必須藉由下半身各關節做跳躍的彈力，否則難以達成。

首先，挺直腰骨關節，藉由腳掌加勁的彈力輔助站起來。

把上述的動作一氣呵成時，就是從跪坐跳躍動作。

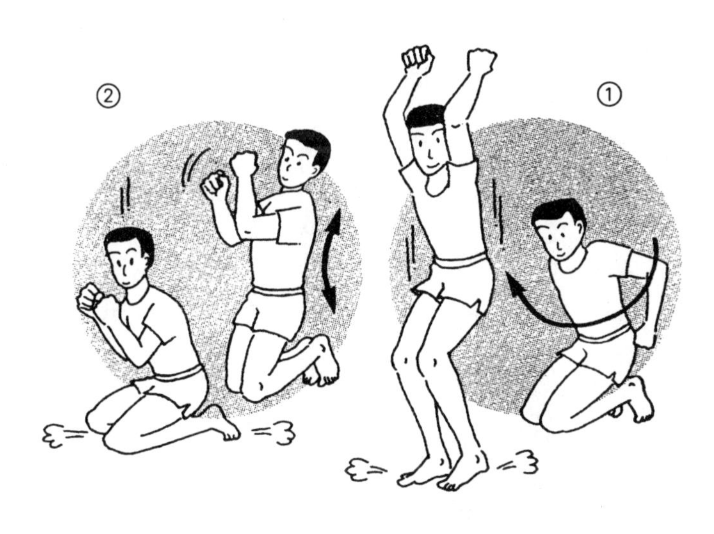

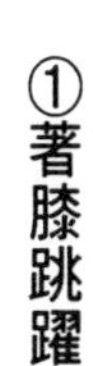

①著膝跳躍

從跪坐跳躍起身到直立後，又恢復到原來的姿勢。這時必須利用手臂的輔助運動。

擺在大腿的雙手，突然伸向後方，再利用由後揮向前上方的力道，活用腳掌、膝、腰關節的彈力跳起身來。

因此，直立瞬間的雙手，要穿過耳側直伸向天花板。

剛開始練習時非常困難，習慣之後就辦得到了。

②著膝反身跳躍

由跪坐跳躍到天空，扭轉背部之後，利用各關節的彈力作用回復到跪坐。

同樣依①的方式，利用雙手臂的援助。

①②各做一次保證出汗。

上述的運動必須動員腰、膝、腳掌的關節及各部位的肌肉，所以，根本沒有讓肌肉有老化的餘地。

同時，也不會出現血壓異常、肥胖、前列腺肥大、成人病的症狀等。這項體操可隨時練習。

婆羅門的宗派幾乎是分佈在以德國北方民族為祖先的印度日耳曼。那是以狩獵與戰鬥為主要文化的宗派。男性不論多大年紀，都必須具備擊倒敵人的體力與技巧。而他們的敵人可能是野獸、對抗的宗派或其他階級，甚至女人。

這也是婆羅門導引術產生的背景，後來傳到西藏。傳說西藏的喇嘛高僧可坐著浮向天空。

總而言之，婆羅門導引術是以跪坐的姿勢做跳躍運動的健康法。

踩車輪的運動使腹部緊縮

不論男女老幼，腹肌衰弱是老化的現象。

腹肌衰弱時腹部即凸出。腰部、大腿的曲線會變得模糊。換言之，不再有玲瓏的曲線而變成汽油桶般的身材。

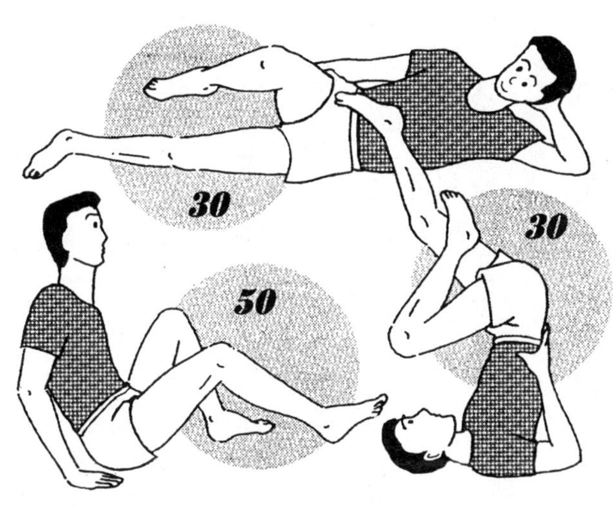

同時，還會出現內臟衰弱、性器凋萎的現象。這時，即使攝取維他命劑、媚藥、藥用酒也無濟於事。

但是，踩車輪運動可回復緊縮的腹部。方法簡單練習時可臥可坐。

側臥時儘量腰部以下以踩腳踏車的要領活動雙腳，讓膝蓋儘量靠近胸口。反覆踩踏三十次後，換邊換腳練習踩三十次。

此時以單手支撐著下顎較為輕鬆。坐在椅上練習者靠在椅背上，雙腳併攏後舉高踩五十次。每日練習也可治療便秘。

當自覺到療效時，採仰臥姿勢，雙腳舉高朝向天花板。頸、肩、上臂著地支撐身體，雙手擺在腰部，保持這個姿勢踩踏三十次。要領是用雙腳踢天花板。

倒立時的踏腳的效果，使胃腸強健，保持粗細有致的身材。

即使是正在恢復中的病人，也可以隨著自己的體力做橫臥、仰臥、坐式的踩車輪體操。

身體不使用的部位會陷入肌肉萎縮的狀態，血液、神經也會變得遲鈍而招來病變。這種簡易健康法，請隨時來施行。

每日做三十秒跪坐三式防止老化

據說人體的老化現象從基腱開始，具體上會產生腰痛、勃起不全、肥胖、糖尿病等。對以雙腳站立的人而言，基腱是體重的支點。如果這個部位衰弱，自然會引起全身的老化。

採取坐姿的腳掌體操即可預防。整個動作只不過是跪坐的三個變化而已，不論男女老幼都可以練習。

首先跪坐在地，雙腳拇趾重疊、上半身挺直、抬頭挺胸。

跪坐的姿勢在日常生活中極為少見，因此，採取跪坐時大腿的肌肉會伸張而感到疼痛。尤其是腳掌也感到痛楚，這即是腳掌僵硬的證據。也可從中知道基腱衰弱

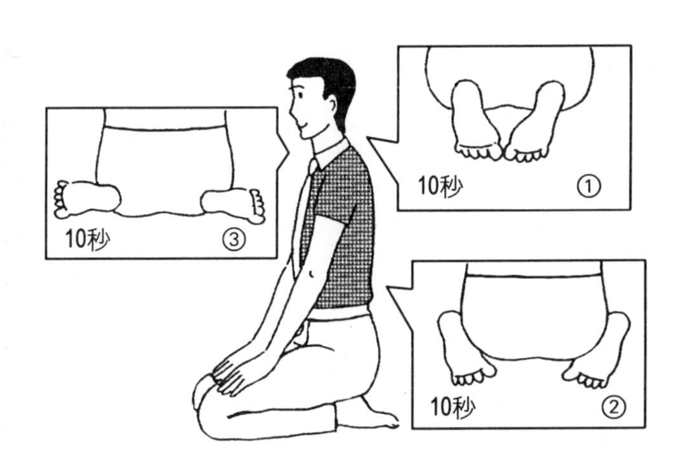

的程度。以上兩個部位的疼痛也表示恥骨肌肉的鬆弛。男性會有勃起不全的症狀，女性則無法順產。試著跪坐十秒鐘！膝蓋最好適度地撐開，坐起來較輕鬆。

其次，腳掌置於臀部外側。本來放在腳掌上方的臀部直接著地。這個姿勢很容易使上半身傾斜，必須特別留意。

這個坐姿忍耐十秒鐘。接著腳掌位置維持原狀，改變腳尖的方向。與膝蓋成相反方向的腳尖朝向左、右方。腳掌內側著地，忍耐十秒鐘。

三個動作合計約三十秒，各個動作都採取跪坐的姿勢，只做腳尖的移動。在宴會或對談的場合中也能做這個運動。每天練習一次。

開腳體操可防止記憶減退

據說若要進入相撲業界必須接受的整型術是「劈腿」，如果沒辦法通過此關絕對無法上競技場。

左右成廣角度的打開腳，上胸必須往前方著地，如果無法做到這個程度，就無法使腰內部的生理機能復甦。神經、肌肉、肌肉或血液若處於昏睡狀態，腰部就無法安定、體力不充足，根本無法當上相撲力士。

那些哀嘆精力減退的中高年齡者，百分之百其腰部都已硬化、衰退。

任何幼兒都可做一八〇度伸展的腰骨關節，隨著年齡的增長再加上老化的侵襲，會日漸僵硬而無法大幅度地張開。開腳體操是防止老化的唯一返老回春法。

它也是回復性能力的重要關鍵。

不但可復甦腰骨內部之外，也能一併促進腳部內側的性腺產生活力。

練習時在地上做記號，以一天擴張一公分為挑戰的標準。這是開腳體操的秘訣。

也可靠在牆壁上練習。從腰到後頭部緊緊貼在地面，伸開雙腳。

雙腳腳尖呈內八字較具效果。做開腳體操時，雙腳內側會有一股壓力感，身心會因此而甦醒。

雙手輕輕握拳往前交握，反覆左右的擺手動作，帶著韻律感來做較輕鬆。

當雙腳打開到極限時，趺坐在地上休息。每天適度地練習，會自然地開腳讓臀部著地。到達此地步的過程中，會自覺精力的回復。

消除關節生銹的開腳法

老化從腳部衰弱開始，不過，練習跑步以強化腳力，並無法有效地防止老化。最重要的必須軟化骨關節、腰關節。簡言之，決定於開腳的程度。

當腸骨肌與恥骨肌退化時，會使直接左右開腳的短內轉肌、長內轉肌萎縮。因此無法張開雙腳。下半身的肌肉與神經陷入遲鈍狀態，這就是老化現象。

若在如此腐敗的基礎上增強腳力，並無任何意義，反而會加重心臟的負擔。因此，不如適度地練習以開腳為中心的柔軟體操。開腳法可大致區別為兩種：

第一，半蹲立姿。

其特徵是左右張開的腳約肩的兩倍寬。把腰部放低幾乎使臀部著地。換言之，腰的位置比膝蓋低。左右腳尖橫向擺放，大腿根部呈銳角折曲。再以手刀敲擊大腿根部。

第二個方法並無特別的姿勢，只是儘量把腳往左右張開。

若能交互地練習以上兩個方法，即可提高返老回春的效率。

其共通的預備姿勢是採直立姿勢，右腳往側邊提高；接著換左腳。可利用書架漸漸抬高腳的位置。所謂直立，是雙腳拇趾併攏挺直身軀的姿勢。抬腳時不改變腳尖的方法也不彎曲膝蓋。

治療重聽即強化身體四肢

重聽是老化現象之一。若和他人交談時，覺得無法聽得清楚對方的聲音時，應趕緊做耳朵的體操運動。

重聽和假性近視一樣，可想辦法恢復。重聽的恐怖在於它是全身的老化與衰弱的表示。因此，利用耳朵體操回復重聽，正意味著全身的回春。

首先，用食指和拇指夾住耳朵的上部與下部，重疊在一起。

接著，把重疊的外耳往耳洞裡壓迫，數到三之後迅速鬆開手指。

剛開始會出現潛水時的耳鳴聲，接著本來聽不見周遭的聲音，霎那間會清晰地

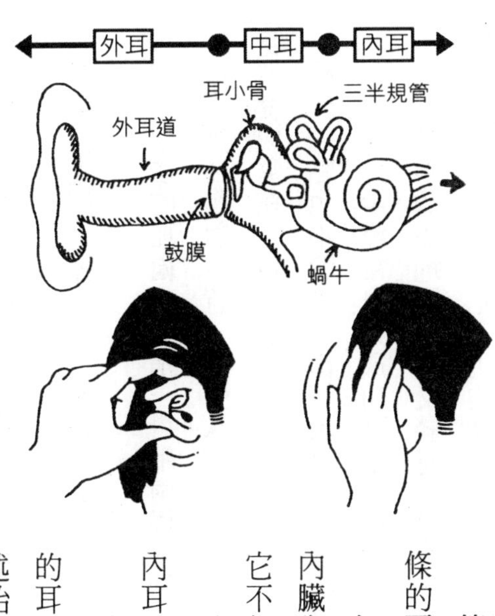

捕捉到。

左右各做三次為原則。外耳會覺得烘熱而傳達到全身。

第二個動作是利用雙手手掌，以拍打麵條的要領，上下搓揉耳垂三十次。

每天練習此法可預防耳朵的毛病，強化內臟與精力。這是長壽者的秘密體操之一，它不但會使頭腦清晰還令人覺得暢快。

耳朵的構造可大致區分為外耳、中耳、內耳。內耳和腦相通。

所謂梅尼葉爾氏病的症狀，是帶有昏眩的耳朵疾患，這是腦部受到影響的結果。上述治療重聽的耳朵運動，對此症有療效。

也許有人懷疑只不過在外耳做刺激，何以能強化精力？據說在小耳內至少有一百五十個穴道，全部和身體四肢相通，其中還包括促進精囊和卵巢機能活潑的穴道。由此可知耳朵並非單純的集音裝置。

而做耳朵體操才能刺激這些穴道，有助於身心健康。

武術中的「彈指」亦是不老強精術

運用拳法的秘術「彈指」可用兩根手指達到不老強精的效果。以中指為發射位置，彈彈珠或小石塊或花生。在彈指的瞬間包括內臟諸器官的全身會變成緊縮，精神力集中。

動作一點也不誇張，卻比讓全身冒汗的體操更有助於提升內臟的按摩效果。

在武俠片中經常可見武功高手的絕招——。

高手笑眼盈盈地跟對方交談時，用食指和無名指的指尖，輕輕夾起一顆花生放在拇指指腹裡，佯裝吃花生的樣子，卻用中指指尖使勁彈出去。那顆花生變成彈丸擊中對方的眼睛而當場將對方擊倒。

把這個方式運用在健康法時，以牆壁或紙窗當作目標。習慣此法後可以擊射五公尺以內的蒼蠅，輕而易舉地貫穿紙窗。

它比手槍的命中率較高，而且可以自己確認練習的成果，沒有任何限制，隨時隨地可練習。這可治療神經衰弱、自閉症。

這個運動利用人體所具備的反射神經，因此，也可以預防遲鈍。做彈指運動時，全身會陷入極度的緊張。不過，要裝做若無其事的樣子，也可以連射數次，讓身心的緊張呈一緊一鬆起伏。這是不老強精的秘訣，也是武術的終極。命中的秘訣是不要太靠近射擊的目標，把手肘貼放在側腹上。

圓筒按摩可美化肌膚

用細竹穿進圓桶狀的海棉或橡皮中心後，對全身做滾筒式的按摩，可提升保健強壯的效果。這是棍棒體操的應用。

圓筒按摩器可任意製造，譬如，在竹或細棒上裝置橡皮。也有人利用植物的梗莖。利用圓筒器具在身體表面按壓時，可促進皮下組織的代謝活動，也能對內臟產生良好刺激。

即使身體表面不一定完全直接受到按摩，但部分卻會牽動整體而動員身體的各個肌肉、神經與關節，結果達到全身體操的效果。

它也可以做顏面按摩。因此，可治療齒槽膿漏、顏面神經痛，並使肌膚返老回春。而且可以治療女性最畏懼感到絕望的臉頰紅斑。

同時，圓筒按摩器使用起來方便舒適，不像中高年齡者或女性們用來做復健的槓桿療法那麼痛苦吃力。

不僅是臉部，甚至背部、腰部、臀部、手腳等部位，圓筒都可給予有效刺激。圓筒按摩也是治療頭痛、肩膀痠痛、神經痛、腰痛、便秘的特效法。同時也是失眠症、顏面紅脹者的救星。

曾經有一個患有蓄膿症的男子，做了一根雙手可拿的長圓筒以及顏面專用的短圓棒，確實地力行圓筒按摩體操。利用手拿式圓筒以鼻為中心持續按摩臉孔後，治癒了四十年來傷透腦筋的蓄膿症。

雖然無法斷言搓揉鼻腔是否能治療疑難雜症，然而，這卻是確實的例子。

調整荷爾蒙均衡的「足三里」穴道

「足三里」是支配女性保健的腳的穴道，對男性而言也是促進荷爾蒙分泌的部位。它位於離腳掌關節約一個拳頭半的腳部內側。

採盤腿坐，用雙手拇指同時按壓，做法極為簡便。一般是以腳掌關節的上部為起點，往內側按壓時通過足三里穴來到鼠蹊部，就不會偏離目標。以手指運動的要領用力按壓。

足三里是以思春期為女人的第一里程碑，生育期為第二里程，更年期為第三里而命名。換言之，這個穴道可保持女人的一生。女性一生的各期中會出現各種複雜而奇怪的生理機能，而足三里穴道可以彌補其缺失。

譬如，女性到了更年期，荷爾蒙會失去均衡產生全身的障礙。譬如偏頭痛、腰痛、失眠、歇斯底里症狀等。同時，手腳冰冷。

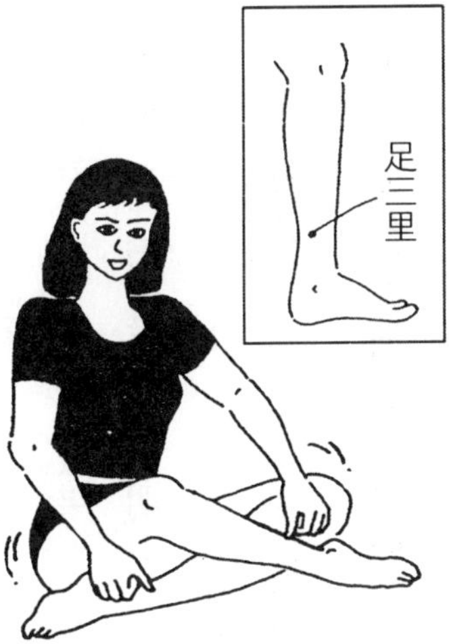

如果每日按壓足三里一次，即可使神經平靜。從體內感到溫熱而能促進睡眠。換言之，已調整了自律神經的機能。

據說更年期會導致自律神經失調症，卻不都是自律神經失調症。但是，那種莫名其妙的焦躁感、不安感會因快眠熟睡而完全消

足三里

失。各位不妨試試看。

這對男人也有同樣的效果。而且被稱為男性荷爾蒙大動脈的腳部內側刺激，可使患有老人性陰痿者重見光明。

在性能力恢復上，一般人只注意男人的性器，事實上這只會導致反效果。我們應該把注意力集中在隱藏腳內側的保健回春的穴道上。

平衡運動有助於體力強化

平衡的體操可保持全身健康、強化體力。

換言之，可同時提高人體所必要的防衛機能和行動機能。

如果全家一起練習團體體操時，可手拉手圍成一個圓圈，彼此在手上加力做平均的運動。如果因失去平衡而搖擺者就輸了，必須從圓圈裡退出，剩下的最後一個獲勝。

二人進行這個運動時採握手的姿勢，雙腳著地保持不動，利用手臂使對方失去平衡。手勁較量只在其次，最重要的是腳的穩定性。足腰的彈力、柔軟度、全身肌肉的緊張感或徐緩的呼吸法等是勝負關鍵。可左右交互使用手。做這些訓練後，身體的均衡感會變好。

平衡是所有運動、武術的基礎。

即使和運動、武術無緣，也可藉此提高體力。一定可以在一張榻榻米大的小空間裡體驗在雪霧中滑雪的爽快感。同樣具有運動效果。

世界人種中以德國人的體格與體力最為優秀，那是因為古日耳曼時代即生活在狩獵與格鬥中的緣故。

然而德國從一八〇〇年代開始也出現頹廢現象。被稱為近代體操之父的亞恩，因為在「體操是粗野」的主張下而被處六年的徒刑。在嚴格的監視中，亞恩每天和囚犯玩身體平衡遊戲，六年後精神煥發地離開監獄。因為即使戒備森嚴的看守員，也認為這是一種遊戲而不是體操。

抬高臀部可提高精力

不論男女都需要做抬高臀部的體操。

如果臀部下垂，會使舉肛肌漸漸失去彈性而造成性生活障礙。

男性是以下半身前方測量其精力的強弱，女性也有這種傾向。

「性器的大敵在臀部」這句話一點也不錯。下垂的臀部有兩種類型。①下垂型②扁平型。兩者都可做下列的體操加以改善。

坐在粗棒上，利用膝蓋曲伸的反射動作，使臀部轉動木棒。如果難以取得平衡時，可將右手置在後方，若使用四肢更為安定。

練習五分鐘左右。這個運動也可促進大腿及腰部的緊縮。並可避免彷彿相撲力士的身材。

很諷刺的是，臀部乾癟者其身體常顯得粗壯。也許是視覺上的影響，然而卻是極不搭調的體型。

臀部缺乏彈性的粗胖體型多病。至少會出現精力減退的現象。

其次，準備一個十元硬幣，把它夾在臀部的細縫，試著立起腳尖步行，不可讓十元硬幣掉落在地。肛門縮緊朝向頭頂方向，切記抬頭挺胸而使硬幣掉落在地。

如果每天洗完澡後練習一分鐘，漸漸地就能夾住硬幣了。

換言之，已經產生了提高臀部的效果，也能恢復性能力。

馬步側走的減肥效果

任何女性都渴望擁有苗條的身材，不過，如果胡亂減肥恐怕會弄巧成拙。著名的文豪也是性學專家的巴爾札克曾說：「乾瘦的雞有什麼好吃的呢？」這句話足以代替世上男性發表其女性觀。

應該緊縮的部位縮緊，其餘部位則呈圓滑的曲線，才是具有魅力而苗條的女性美。

在此前下能發揮減肥效果的體操，正是蹲馬步側走的體操。

肥胖的三大原因是①女性的荷爾蒙分泌異常，②腦神經的扭曲，③運動不足。而能根本地矯正造成肥胖的三大原因的就是螃蟹側走的動作。

它還具有利尿、消除便秘的附加效果。

能治療如水腫般的肥胖症、緊縮下腹部。

首先，面對鏡子徐緩地做出騎馬的姿勢。臉孔朝向右側移動的方向，左腳掌交錯在右腳掌之前。同時，雙手握拳在身前交錯。右腳往右踏開約一點五倍。

當擺好腳的位置時，雙手交錯鬆開回復到身體兩側，頭部也朝向前方。

左側做同樣的動作。在榻榻米的邊緣忽左忽右地往返前進。

這是蹲馬步側走的體操，榻榻米的邊緣可當成指標。避免行進路線彎曲，這是促進身體的均衡感。拳頭的作用是輔助動作的協調。

聚集在肚臍周圍的婦人科一般的治療穴道，可受到充分的刺激，從沈睡中活性化起來。

要領有三，移動時保持腰部的位置不動，以及採擦腿而行的原則，呼吸法是呼吸時肛門往頭頂的方向縮緊，吐氣後鬆弛力氣。

另外，頭部轉向移動方向時，動作要迅速。

可增強視力、培養反射神經。同時，可修護腦神經的循環迴路。每日做三分鐘以內的往返動作，必可使身材變得苗條。

只要力行此運動，減肥就不用費心，也不需要藥物的治療。

除了騎馬側走的體操之外，平日儘量攝取昆布、海帶等海藻食品，即可搖身一變為窈窕淑女。

預防膀胱炎、腎炎的坐功

防範女性容易感染的膀胱炎、腎炎並改善寒冷性體質的運動，以蹲馬步的坐功保健操最佳。

不但可使足腰溫暖，還能治療子宮的寒冷。適合治療歇斯底里症、貧血症、冷感症。具有排出多餘水分的利尿作用，使全身肌肉緊縮。

採基本的蹲馬步的姿勢。腰部往下沈，上半身略往前傾，雙手各握住腳掌，然後前後左右扭轉背骨。

接著伸開腳，然後使雙腳往身體靠近在中央的部位，併攏雙腳底。雙手按住膝蓋使其著地。

徐緩吐氣鬆弛手上的力氣。

最後，回復原位伸直雙腳躺臥。背脊著地，手擺在腰際。把腰部往上舉高，同時將雙腳膝蓋緊靠在胸口。然後反覆膝蓋的曲伸運動。

伸直的雙腳在空中伸開約肩的一點五倍寬，腳掌翹起。

以上三個動作為一組，每個動作各做一分鐘合計三分鐘，不要花太多的時間每天持之以恆。

女性的身體較為柔軟，只要鬆弛力氣即能動作自如。

在下腹部及延著大腿的內側，有許多治療婦人雜症的穴道。這項動作不但可以治病亦可健美身材。

治療陰痿、神經衰弱的蝦子捲身

印度的古代醫學，認為尾椎是生命精力的泉源。

印度的眼鏡蛇，即使被斬斷尾巴一公分左右後，亦能伺機遁逃。

也許是來自這樣的聯想，而認為尾椎骨和強精強壯有極為密切的關係。

尾椎骨是指背骨的最下部，相當於尾巴的痕跡。治療陰痿、冷感症、神經衰弱等疾病，可採用直接刺激法及利用體操的間接刺激法。在沐浴中用手指按摩尾骨。把尾骨往上按壓的就是直接刺激法。

有些人利用棕刷在尾骨摩擦，事實上用手指就足夠了。另外，東方古代的房中術中頗為著名的是當男女在性交時，可在尾骨處施指壓。

體操的作法極為簡單，一個人即可練習。首先趴臥在地上，手腳儘量伸張，擺在上方的位置。要領是將頸、腰、背骨儘量往後舉高。

用力使勁時手腳越能往上翹起，但是卻會招來反效果。這項動作在床鋪上練習較為輕鬆。

每日適當地練習此法，可以達到提高臀部的效果、性器的改良，以及消除便秘的附帶效果。

有許多人利用模仿蝦子反翹的體操治癒冷感症、不妊而返老回春。這和市面上的媚業、秘藥不同，絕無副作用，可大為放心。

若能併用直接法與間接法，必能縮短痊癒的期間。也可治療痔瘡。

喇嘛僧的坐法能健身強精

喇嘛僧的異常強精，除了與平時進食羊肉的飲食生活有關，修行的姿勢也是極大的因素。喇嘛僧的基本坐姿是盤腿坐，這個坐姿可從練中習得。盤腿時左右腳尖各搭在另一隻腳的膝蓋上。習慣洋式生活的人，剛開始坐起來會覺得疼痛。不過，勤加練習必可習慣。

一旦習慣盤腿坐之後，若不採取這個坐姿，反而感到不安。採取這種坐姿時腳部的「足三里」穴會受到自然的體壓的刺激。持久保持此姿勢也不會覺得酸麻，反而會消除雙腳的疲憊。而更重要的是，利用加諸於腳部內側的緊張可刺激支配性能力的穴道。

這些都是平常無法鍛鍊的穴道，若能時常給予良性的刺激，可強化下半身各部位的機能。

練習的要領是不可疏忽腳掌、膝關節、腰部的柔軟體操。方法是背脊挺直伸張把腰部擠向前的肚臍處。

有趣的是一旦習得喇嘛的坐法後，自然地就會強精調息法。即用肛門吸氣，把氣從腳底排出——這是喇嘛僧的說明。當然，這是一種想像式的呼吸法。不過，卻是促進身心安定的最佳呼吸法。

把盤腿的坐姿養成習慣，必可使會陰部堅實。當然，其效用並不只在於強精而已，不過，對於渴望壯身強精的人，喇嘛僧的坐姿的確可做為參考。

肩上扛人強精法

渴望具有強健的腰部和勇猛的精力，並不需要特別的道具與工夫。

只需妻子的輔助即可如願以償。首先，左右雙腳打開約肩幅的二倍寬。讓妻子坐在肩膀上，換言之，是施行肩上扛人保健操法。

雙手環抱騎在肩上者的雙腳，手掌在心窩處交握。騎坐在肩上的人也有要領，雙手輕輕擺在男性的頭上，雙腳腳背重疊按壓男人的背骨。

慢慢地放低腰身，儘量地放低後數到五，然後徐緩地起身，習慣之後可視個人體力延長時間，練習的要領是不要操之過急，慢慢地拉長時間。腳底密切地著地以保持姿勢的安定。

另外，雙腳膝蓋往體外伸張。因此，雙腳拇趾呈內八字型。若呈外八字則無法使勁。同時，必須縮緊下顎、挺直胸膛，注意臀部不要往後翹起。同時也不可忘記把肛門往頭頂的方向緊縮，否則會變成痔瘡。

習慣上述動作後，試著把上半身做前後左右的搖擺，每天做一次，持續一個禮拜後保證身強力壯。運動時最好擺一面鏡子在面前，可以確認自己的姿勢。

站起身時只要保持自然的站立姿勢就可以了。為了避免跌倒，在習慣此法之前最好沿著牆壁來練習。

把腰部擺低保持靜止，數到十，即可達到練習一百公尺短跑的效果。這項運動不受時間、場地、設備的限制，而且健身、強精效果無與倫比。

提高性能力的三個按摩保健操

強精體操除了要刺激鼠蹊部、會陰部，若能再對會陽部做刺激則十全十美。

會陽部是指腹側、腰骨和肋骨之間。一般人只重視性器下端到肛門之間的會陰部，而疏忽掉「陽」的重要性。

治療陰痿的德國醫學界非常強調會陰部的鍛鍊，如果側腹凸出，則表示其性能力必定衰弱。

雙腳左右打開約肩的二倍寬，握住拳頭擺在性器的下端。畫V字式地摩擦到雙腳的腰骨。接著往側腹方向摩擦，吐氣之後以逆向摩擦回到原位。換言之，這是利用拳頭的摩擦法。

反覆練習十次後全身會流出汗來，下半身會覺得烘熱。

做V字型摩擦的鼠蹊部是荷爾蒙的重要迴路。如果這處迴路停滯，會導致性能力減退。採取開腳的姿勢是為了讓此處接受充分的按摩。最後的動作按摩會陰部。

這個部位不可使用拳頭，要利用拳頭的第二關節按摩，先用右手再換左手。各

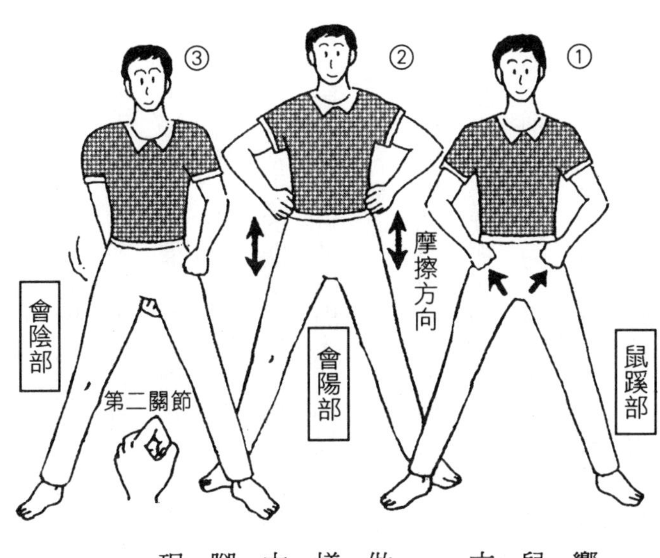

反覆十次後結束。

會陰部是性器的地基，其強弱會直接影響性能力的高低，男女皆同。上述動作是以鼠蹊部為基點依序鍛鍊陰與陽，全部採取直立的姿勢。

如果感到疲倦、體力不支時，可以坐姿做同樣的體操。臀部著地開腳，做與立姿同樣的動作，習慣之後再站立練習。日常生活中鮮少有開腳的動作，如果不刻意撐開雙腳，會使身體的可動領域縮小。加速老化的現象。

鬆弛全身僵硬的木棒強精體操

強調不老回春的強精體操似乎不少，不過，只要利用一根木棒，亦可達到同樣的目的。

木棒也可用晾衣服的竹竿代替，尺寸不超過於人站立時在地面到肩膀的長度。採盤腿的姿勢，雙腳腳底接觸。木棒橫擺在背上，手臂捲住木棒使其固定。依這個姿勢把上半身往前傾，最好讓雙膝蓋著地。

不過，身體僵硬的人做起來並不容易。這時，可利用倚靠在木棒上的上半身的重力慢慢地往前傾。同時，最好是膝蓋著地。

提高精力的關鍵在於鼠蹊部與腰部。

鼠蹊部位於性器與大腿的接合處，極為柔軟，是平常人最不會去在意的部位。因此，最容易退化。而這個部位正是不老強精的穴道。

木棒體操亦可說是一種精力強弱的測驗。

時常覺得欲振乏力的人，可在練習此體操時儘量壓低身體著地的角度，如此便能顯著地恢復精力。靠在腰部的木棒可自然地矯正彎曲的腰，同時可治癒腰痛與便秘。習慣這個動作之後，可改變木棒的位置以腰部為中心，試著扭轉上半身。

頸項僵硬、肩膀痠痛者，每天做三十秒，一星期即可痊癒。這個運動對女性也有助益。

在運動中可自由在地伸直膝蓋或改成跪坐的姿勢。要領是鬆弛肩膀與膝蓋的力氣，其他並沒有困難的動作。

預防前列腺肥大、提高勃起效果的運動法

據說前列腺肥大症是中高年人的流行病，中老年人幾乎有半數以上的人會染患此症。

譬如，經常感到尿意卻排不出尿來。於是擔心自己也是染患前列腺肥大症而到醫院檢查。檢查的結果被宣告「一切正常」時，反而覺得納悶而自我認定自己是前列腺肥大症。醫生也因此而大賺利市。這是老人醫療專門醫師從臨床上所得的證言。

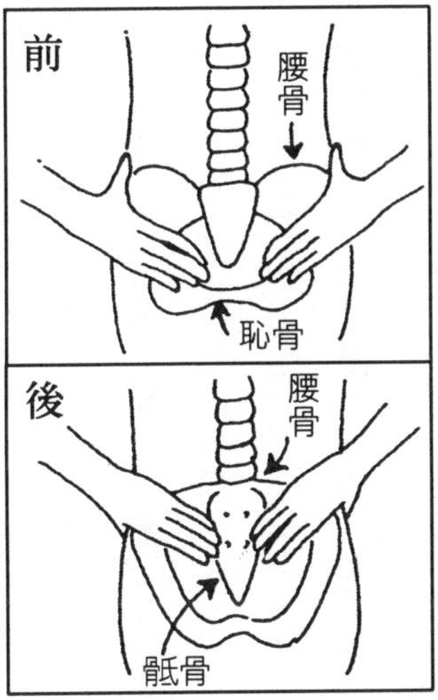

人體隨著年齡的增長逐漸會萎縮。當然，輸尿管也會隨著萎縮，因而無法像年輕時代順暢地排尿，這是自然的趨勢。這時不再派上用場的前列腺（性腺）自然多少會出

現異常。因此，與其欣慰自己是前列腺肥大的同伴，不如定期地過性生活，才是腎明之法。而防止肥大症的輔助運動，以恥骨肌的伸曲體操最佳。

雙腳左右張開，略大於肩寬，膝蓋彎曲。這時膝蓋不可往內側彎，必須朝向外挺直。因為這才能對恥骨肌產生適當的刺激。

這個姿勢和中國拳術的基本架勢類似。日本的空手道雙腳打開約肩的二倍寬，雖然做起動作比較順暢，不過，老人的醫療體操最好採用前者的姿勢。

不僅較為輕鬆，也可使膝蓋的折曲度較深。對恥骨肌的影響也較大。

另外，雙手拇指按在腰骨上，其餘的四指併攏，壓迫恥骨上邊的肌肉。上半身往前傾，拇指維持原位，其餘四指往後轉，按壓著骶骨時，把上半身往後仰。換言之，四指是按壓第一動作的裡側和臀部的上方。這也是一種回春體操，持之以恆必可達到效果。

雙手手刀交錯可使側腹緊縮

糖尿病、陰痿、女性腎臟病患者的體型特徵之一是側腹凸出。

古人說：「肥胖無所謂，然而側腹凸出乃是萬病前兆。」側腹肥凸的人，尤其是精力會顯著地減弱。

不論男女老少都可練習下列的縮緊側腹的健康操。

首先，手指併攏伸直，做成手刀。

雙手在下顎前交錯，以手掌關節為軸。雙手手掌互扭、手臂用力互壓。

手肘儘量貼靠在身側力道越強。

緊縮肚臍聚氣其中，這兩點是此健康法的秘訣。自然會縮緊側腹。以自然姿勢進行。

最理想的是順應自己的體力來練習。雖然只是手刀交錯的動作，在冬天也會冒汗。一個月後即會出現返老回春的功效。

雙手手刀交錯，具有擋住暴徒由頭頂劈拳下來的攻擊。

面對對方採取頭部、臉部的上半身攻擊時，利用手刀的V字交錯防衛。若是對下半身的踢打則採反方向。即使是女性，架起手刀來也威力十足。

利用雙手手刀交錯的側腹緊縮操，有助於健康與美容也是一種防身的架勢。

側腹凸出是表示內腹斜肌、外腹斜肌衰弱。而內臟諸器官就位於其裡側。如果側腹衰弱，自然對內臟各器官有不良的影響。

躺著治療失眠症、冷感症的健康法

治療失眠症、陰痿、憂鬱症、冷感症等所謂的成人病的保健操，有可躺著做的動作。最適合體力不佳的人所使用的動作。

在歐美使用威士忌的圓酒瓶、中國利用竹枕、印度則利用印度蛇木的根。把這些道具直立擺在往側邊突出的腰骨關節下方，亦即沿著背骨。然後在腰部上使勁，讓身體往左、右搖擺。根據人體的構造，無法使道具緊靠在尾骨上，然後這個體操卻具有相當的影響力。就寢前練習最具效果。

首先，徐緩地做搖身運動，慢慢地增加速度再返回徐緩地動作，自然會誘導入眠。腰部會感到舒暢。睡眠時不需要一直把道具擺在背骨下。

這個體操不會令人感到吃力，卻能達到運動效果。手腳可輕微地伸張，持續練習後會自覺本來鬆軟無力的腰，漸漸產生充實感，最後必會產生回復的徵兆。

據說這個體操也是一種房中術。

不過，做為房中術的體操練習時，在往左往右扭腰時要閉上眼睛，同時在眼皮下想像自己喜好的圖畫或願望。當圖形具現之後移轉到肚臍下側。

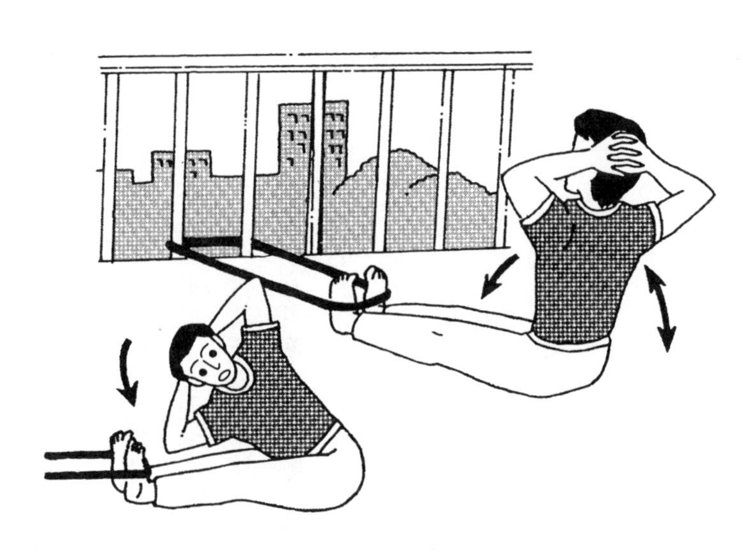

不過，習慣之後自然瞭解其中的作用。如果在眼皮下真能浮現春畫的情景，表示效果已達到百分之百。

如果沒有竹枕，也可使用踏腳用的孟宗竹節。竹子對我們亞洲人而言是生活上最熟悉的用具。如果利用威士忌或啤酒瓶，反而容易使腰部受寒。

利用繩子做鍛鍊腹肌、背肌運動

單身漢或住在公寓的人，常有運動條件上的限制。

在狹窄的空間無法做二人體操。結果常會分期付款去購買昂貴又複雜的運動器材，可是款項還沒有付清，那些器材就已變成家裡的巨大垃圾。

其實，最好的運動道具是繩子。譬如，女性的皮帶、舊領帶、急救用的繩索等。把繩子穿過陽台的鐵欄干綁在室內。換言之，做成一個大圓圈。

這樣就足以鍛鍊強健的體格。雙腳腳掌伸入繩圈內，做腹肌運動。做這個體操如果沒有他人輔助時，力點會分散而令人容易疲倦並缺乏效果。

然而利用一條繩子就能解決所有的問題。剛開始只要做十次。

次數的問題在其次，最要緊的是動作要確實。首先，雙手交握在頭後部，讓頭和肩膀完全著地。膝蓋輕輕彎曲提起上半身，讓額頭碰觸膝蓋。接著回復原位。

習慣後可逐漸增加次數，然後依同樣的要領做扭身運動時，即可消除側腹的硬塊。當上半身往前傾的瞬間，將右肘貼靠在左膝上。反方向亦同。朝正面傾斜做十次後，往左側扭身做五次，再往右側做五次，合計為一套動作。

除了可強健腹肌和背肌，也具有增強下半身機能的效果。

除了陽台的欄干外，只要有可以懸掛繩子並足以負荷相當重力的地方，都可以進行這項體操。

第五章　預防疾病與事故的保健操

平撫因緊張的劇烈心跳和喘氣的方法

方法有室內用與在人面前用二種。所謂室內用的方法是，指在沒有其他人的地方，可無所顧慮地做動作的場合。

使用雙手的第二指、第三指、第四指。

左手的三根指尖按在心窩處，再把右手的三根指頭重疊其上。

用力壓迫，數到三後鬆手。其間摒住氣息。鬆手後呼吸。如此反覆三次。即可平撫劇烈心跳和氣喘的緊張現象。也可預防心臟病的發作。

還有一個不引人注目的適合在面對著他人時的方法。

方法是握緊左手拳頭，利用第三手指（中指）用力地壓迫手掌的中心。右手不做任何動作，可當做掩護。

與人會談時，做這個動作不會被對方察覺。如果右手再刁一枝筆更無懈可擊。

如果雙手一併練習，自然會在肩膀使勁，肌肉緊張反而出現反效果。當雙手握緊時，反而會造成全身顫抖的惡果。

若把這些動作運用在發生地震、火災等突發事件上，即可抑止心臟病的突然發作，而能做適切地因應措施。有許多參加就職考試的社會新鮮人，在學習此法後都能穩健應答而獲得好成績。

碰到心臟病發作等緊要狀況，可用右手按住心窩，左手在手掌上加壓。

預防腦中風的四段式扭頸運動

預防腦中風的扭頸運動雖然簡單，卻有決定性的秘訣。

如果不懂得要領，嚴重時反而會使血管筋骨受傷而造成悲慘的結果。簡言之，就是不可只扭轉脖子，必須連帶地做上半身的運動。脖子只是順著上半身的運動扭轉而已。

首先，雙腳左右張開約肩幅的二倍寬。手擺在腰部，用雙手拇指壓迫腰骨。這是基本的姿勢。上半身彷彿畫圓的動作讓頸項做扭轉的運動。

反方向亦做同樣的動作。

其次，讓上半身往前傾的同時垂下脖子。接著，把上半身往後仰讓脖子也跟著往後。

第三個動作是頸項的側倒。臉朝向前方做傾倒脖子的運動，耳朵儘量貼靠在肩膀上。當脖子往左右傾倒時，不可忘記上半身也要跟著傾斜。

第四個動作，亦即最後做使頸肌有強大負擔的扭轉運動。方法是朝左方向扭轉脖子直到盡頭，然後再轉向右側直到右側的動作。貼靠在腰骨的雙手拇指用力，使腰部也跟著扭轉到側部。頸部是隨著腰部的扭轉轉到側邊。如果刻意注視後方，即可達到相當的運動效果。

做扭轉脖子的運動時，必須隨時配合上半身的動作，才能避免危險。不可順序顛倒。

而這個體操可預防令人談虎色變的腦溢血。因為它可消除腦血管的充血，也能去除頭痛、肩膀痠痛等症狀。早晚二次，每天持續練習。

全部動作中最重要的是，要意識到上半身而非頸部，貼靠在背骨下腰髓的雙手拇指可說是意識分配的中樞。

應用伏地挺身可強健體魄

有許多人在年終因到處吃尾牙，暴飲暴食的結果而一病不起。

這種人多半是體格強壯、血氣方剛者。如果是腦中風或心臟痲痺則回天乏術，若是急性腎炎倒可事前預防。腎臟不耐寒，年終頻繁地應酬會導致腎臟惡化。

預防體操的基本動作，首先成趴臥的姿勢，雙膝併攏伸直做一次伏地挺身的動作。完畢後正面朝向天花板，用四肢支撐全身。亦即做反方向的伏地挺身。手腳伸直用背部挺起支撐。

然後側身做單手伏地挺身，左右各做一次即結束。單手做側向伏地挺身可鍛鍊側腹。

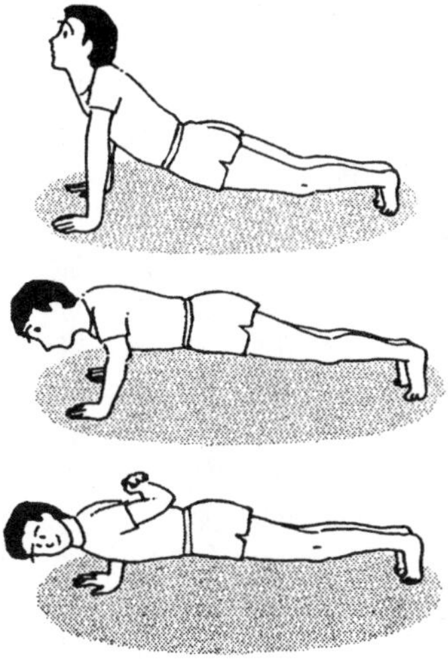

不過，這是預防體操而非鍛鍊身體。除了朝上的伏地挺身之外，要領是要輕鬆地做運動嚴禁逞強。只要記得這是使臉部朝向天地左右的動作即可。

背部有兩個大的肩甲骨，其中心點的背骨處是「活殺」穴的所在。這是「增強活力」的位置。活殺和尾骨是支配腎臟的機能活潑的部位。

而朝天地左右方向的伏地挺身，是可以自我練習的最佳腎臟活性法。它可以刺激位於胃部深處用X光也檢查不出來的胰臟。

因此，它能促進胰島素分泌正常。同時有刺激肝臟的效果，可以增強酒量。所以，又稱為解酒體操。

附帶一提的是，急性腎炎有時是腦中風，心臟痲痺的導火線。也會造成意識不明，所以，無節制的餐會是會要人命的。不過，出門之前練習十秒中所要的體操即可從死裡逃生。

預防身體僵硬的指文字體操

若要強化所有的內臟功能、預防呼吸器官的毛病、保持長壽，必須消除身體僵硬的大敵。

指文字體操是一種彎曲身體的運動，可以避免身體硬化。

這個體操是香港永樂街的漢藥批發商的老先生所傳授的。據說他在年輕時是中國武術螳螂拳的高手。

這個體操站立或坐著都可練習。是利用手腳的指頭捕捉當場距離自己最遠的敵人。據老先生說，是把假想敵擺在空間的一點，瞬間在該點寫下自己期許已久的文字。譬如「不老長壽」、「生意興隆」、「返老回春」等等。

簡言之，從自己現在所處的位置徐緩地伸出右手，直到盡頭的最遠一點而停止，在徐緩地吸氣時寫下四個文字。

接著換左手、右腳、左腳，要領是伸出手腳直到盡頭之前要徐緩地吐氣。為了儘可能把手腳伸到更遠的一點，上半身或全身必須朝該方向傾斜或彎曲。動作時必須放鬆全身力氣。做起來要既輕且柔。如果動作顯得僵硬就失去這個體操的意義。

據說每天早上必須練習此法。所需時間只花一分鐘。只要想做，在工作中或宴席上也能做。那位老先生雖然高齡八十二歲卻有七個太太，最長的小他十多歲。他也建議說：「什麼時候開始練習都不遲喔。」

預防淋巴腺毛病的跳躍運動

淋巴系體操起源於古代馬雅（Maya）文明，傳到德國醫學界後流傳至今。是一種復健和疾病預防的體操。簡言之，是將手掌置於身體表面做顫抖的動作。淋巴液是和血液類似的體液，具有促進全身細胞活性化、輸送老廢物的功能。

淋巴液的關卡是淋巴結，分佈在全身各處。雖然是人體中重要的部位，卻無法鍛鍊。

振動全身的顫抖法是唯一刺激法，其中跳躍的動作最能有效益。要領是在當地輕跳或跳高，並不需要繩索或其他道具跳躍。首先用雙腳跳十次，然後左右腳交互地跑跳十次。再用左右腳單腳各跳十次，最後再用雙腳跳十次即結束。

合計五十次為一套。不要勉強跳高，重要的是用腳尖輕輕地做動作。鬆弛肩膀的力氣，雙手隨著動作搖擺。

可在室內或浴室練習，一點也不佔空間。

這是預防與治療痛風、糖尿、肥胖、前列腺毛病的最佳運動。

沒有機會打球或做跑跳運動的人，每天跳躍五十次，亦可治療身體上的各種疑難雜症。

「摩擦頭皮」可預防並回復禿頭

禿頭的預防與回復只能藉由手指運動直接在頭部施壓。不過，必須懂得一些要領。用雙手手掌壓在頭頂上，第二指、第三指、第四指的指尖在頭部中心線接觸。所謂中心是從鼻梁透過眉間達到頭頂的中心線。

手指的位置正確之後，前後左右搓揉頭皮。雙手併攏的手指反覆做分離、接合的動作，每做一個動作即回復原位。

以上就是所謂的手指運動，這個運動不會抓掉頭髮。不得要領的摩擦反而會促使脫毛。

依同樣的要領在延髓及延髓左右的柔軟部位做手指的刺激。

那麼，拇指與小指的作用為何？當其他三指反覆做頭皮刺激時，拇指與小指則負責往頭的中心做按壓的工作。

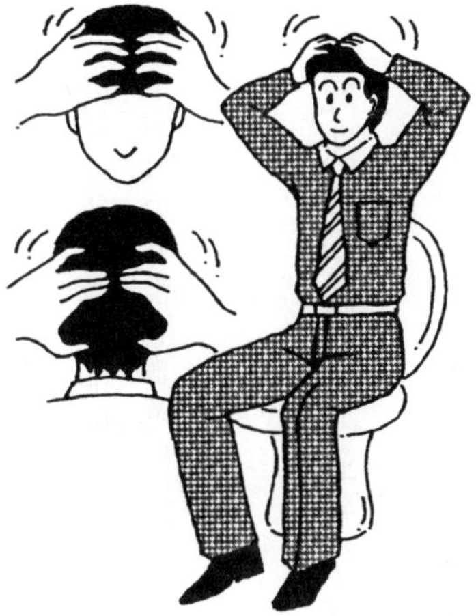

坐在馬桶上時可順便做這個運動。動作時挺直上半身效果更佳。

這亦可對腸及腎臟傳達適度的緊張，也有助於消除便秘。

據說以前歐洲人治療禿頭的方法之一，是把頭部讓牛舌舔。

但東方人只要是運用手指刺激運動，再加上頭頂著地的倒立或頭部壓力的輔助體操就能產生好的效果。

重要的是不必在意禿頭的部分，對患部及內臟做同時刺激才有意義。

禿頭的原因可能是遺傳的要素、體質、護理法、飲食、生活環境及疾病，不過，絕不是絕症。

青蛙跳可預防萬病並強化精力

據說，兔子跳的運動是預防萬病與強壯精力的最佳方法。不過，事實上卻讓人不敢苟同。因為有些人卻因而發生腰骨障礙或產生痔瘡。

換言之，這個動作太過刺激，是鍛鍊身體的好方法，若是想做為增強防衛機能的體操倒有斟酌的必要。

相反地，青蛙跳就沒有這些弊病。它可以全身肢體做伸縮運動，也可以消除運動不足。而且一次的青蛙跳勝過五十次的兔跳。

要領是從蹲著的姿勢儘量往上跳。利用足與腰的彈力跳上來。若能在空中伸直全身更為理想。

具備跳躍力之後，也可以在空中霎那間盤起腿來。各種武術都有這個絕招以預防敵人用棒或刀做橫擊。

這種體操任何人隨時隨地都可練習。上午、下午各做一次可促進前列腺緊縮。

中高年齡者多半前列腺衰弱。不過，據說九〇%以上都是情緒使然。換言之，是一種神經衰弱。許多人把精力減退、頻尿、滯尿等症狀認為是前列腺的關係，事實上乃是俗稱的前列腺鬆弛。

這種情形利用全身的伸縮運動可治療。

不論是兔跳或青跳，都是源自西元五二九年的羅馬。

據說因為法王的世界末日宣言，有一萬以上的羅馬人四處逃亡，集體穿過阿爾卑斯山。他們把學習阿爾卑斯山的山兔與青蛙跳躍，做為往後將爬山涉水的準備運動。

遠勝過健康拖鞋的「木屐的效用」

利用腳底按摩刺激腦與內臟器官並可預防萬病的觀念，是源自古希臘由德國傳承下來。

到了近代，有人依此概念發明了所謂健康拖鞋。

不過，穿著木屐時體壓自然會對肝臟、腎臟、心臟、胰臟產生良好的刺激，而最顯著的效果是，可以改善支氣管虛弱的體質及健腦。拇指外緣及腳底的凸出部據說是支氣管系穴道的隱藏處。

同時，也可治療自閉症。這是回復了手指的夾取能力。拇指和第二指的中間是可直接刺激和腦部的主要穴道。

譬如，支配「情慾」的腦幹，主掌「智能」的大腦等。

腦幹的一部分、視床下部可產生「意識」。所謂心是指「知、情、意」的綜合體。簡單地說，穿木屐可使心緒恢復正常。

不論男女老幼都適合穿木屐。不會感冒、頭腦變得清晰，並且無形中按壓製造精子或強化卵巢發育的穴道。

從前孩童的遊戲中會利用一條繩子穿綁在竹片上，用手握住繩子然後腳踩在竹片上用拇趾和食趾夾住繩子的遊戲。後來還有運用這個道理把繩子穿在罐子上當做罐子走路的遊戲。

放假天讓孩子玩這些遊戲，不但有益健康還享受古趣，也能治療香港腳。

不過，現在已難得看到木屐，委實令人可惜。

預防閃腰復發的駱駝療法

閃腰時的應急護理法是，做垂吊運動，而預防復發的保健操，則需以躺臥的姿勢進行。

把毯子折成一團擺在膝蓋下方。保持仰躺的姿勢，把上身往下滑，讓腰部置於毛毯的上方。然後讓身體從頭部往腳的方向搖擺。這是一種體壓療法，墊在身體下方的毯子不會對腰椎軟骨做過度的壓迫，既安全又有效。

最好每天就寢前練習。一次的時間約十秒。練習完畢後回復膝蓋擺在毛毯上的姿勢，調整呼吸之後結束。

如果閃腰反覆復發，會惡化成椎間板疝氣等棘手的疾病，所以，平時應多加練習此法以預防腰部受傷。

阿拉伯的遊牧民族利用彎曲的駱駝背練習此法。駱駝是最差的交通工具，並不像歌詞或照片上所顯示的那麼羅曼蒂克。

即使在騎乘自如的阿拉伯遊牧民族，也很容易發生閃腰的毛病。這正是駱駝的腰背療法發明的背景，後來陸續相傳成為一種民間保健操。

閃腰的主要原因是腰部筋骨硬化。為了避免閃腰的毛病，除了要做徐緩轉腰的保健操外，每天起床後必做垂吊運動。這是預防復發的唯一方法。

避免受傷的「翻滾法」

翻滾是看見自己肚臍的唯一秘訣。熟練這個動作可免跌撞致死。

跌倒時最危險的就是頭部受到撞擊。後倒時碰到後頭部，前仆時碰到前頭部，側倒則撞到側頭部等。

譬如，車站的階梯太陡，因行人過多階梯外緣已磨損，往往使人腳步踩滑而跌倒。在跌倒時若能注視著自己的肚臍，就不會造成重傷。

若能用手臂抱住頭部更為理想。不過，一般人往往在跌倒的瞬間無法迅速應變而撞到頭部。

注視肚臍、鬆弛全身力氣而傾倒較不會受傷。如果身體僵硬、手腳挺直，很容易受到骨折、撞傷。譬如，因用手臂支撐而折斷骨頭。

跌倒是瞬間發生的意外。因此，平時必須熟練安全的跌倒法。可在床鋪上注視著肚臍翻滾，盡量使身體呈圓弧狀。試著做前後左右的翻滾。

在翻滾時若把它當成一種積極的護身術，練習起來就較有勁。當碰到歹徒拿利刃攻擊時，赤手空拳地防衛極為危險。這時，就地翻滾並大聲吼叫反而會使對方害怕而逃跑。歹徒很難用小刀或短棒攻擊在地上滾轉的對象。萬一拿利刃追向前攻擊時，只管用腳踢開其手上的利刃，然後快速逃跑。

懂得安全的翻滾法可以避免身遭意外。

木棒按摩可治療神經和肌肉麻痺

在自宅做車禍或中風的復健療法時，利用木棒（棍）的輔助可提高效果。尤其適合於因神經或肌肉麻痺而無法從床上起來的人。把木棒橫擺在身體下，身體在棒上轉動。

從健康的部位開始轉動，慢慢地移動有毛病的部位。進而讓全身各部位都能受到鍛鍊。

譬如，背骨損傷，首先從頸下開始。接著是手、腳然後才是背骨。

當回復某部位的運動能力之後，再把它做為據點往其他部位轉移。若是一直躺臥病床的衰弱狀況，長棒做起來麻煩，短棒又不容易使用。因此，從臨床實驗的結果最好使用四尺棒。

久臥病床會使本來正常的部位也跟著退化，變成肌肉萎縮的狀態，最後無法回到社會崗位上而被淘汰。

身體的損傷部位，即使可利用醫療治療，而維繫生命似乎只能仰賴自力更生了。根據利用四尺棒治癒病症的證言，當慢慢地可以移動身體時即產生食慾，產生食慾後即有人回到社會崗位的慾望。如此一來，病情恢復的就更快了。

手肘治療體操也是女性的防身術

因打網球、高爾夫而造成的肘關節受傷似乎是隨著運動風潮的興起而出現一的種職業病。這種症狀常出現在棒球運動中。

運動多半是由和健康相反的要素而成立，難怪會在運動中受傷害。

最好的預防與治療法是保持手肘的安靜，亦即不要使用手肘。不過，在情非得已的情況下可利用手肘的自然體操。

首先雙手輕輕握拳，用兩肘壓迫側腹。

拳頭的位置比照拳擊手戰鬥時的姿勢。在眼前假想一位敵人，用雙肘頂撞其下

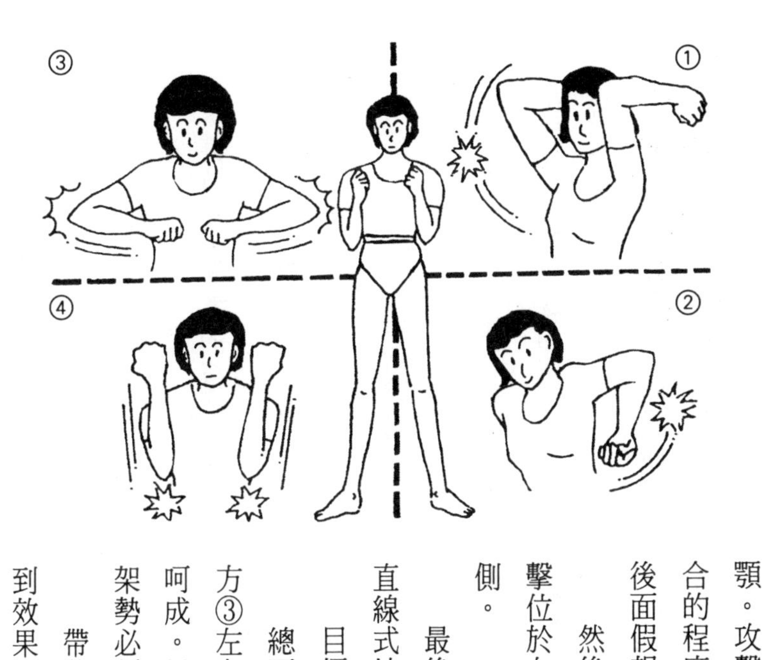

顎。攻擊時拳頭內側朝向耳朵，在後頭部會合的程度。其次，雙手擦過側腹，擊打位於後面假想敵的腹部。拳頭上方朝向天花板。

然後把拳頭擺在胸口後面，左右橫向撞擊位於左右方的假想敵。這時，拳頭朝向內側。

最後，恢復到前面攻擊時手肘的位置，直線式地由上往下撞擊假想敵。

目標是對準敵人的頭部、腹部或性器。

總而言之，是利用兩肘擊打①前方②後方③左右④下方的動作。這四個動作要一氣呵成。以自然的姿勢試著練習。每個動作的架勢必須強而有力。

帶著輕鬆的心情，一日練習三次即可收到效果。不論那一個動作都巧妙地掩護手肘上的要害，即使實際上碰觸到堅硬的物體也不會發生危險。這一點是和不留意手肘上要害的運動與武術不同的地方。

女性若能練習此法就變成防身術。

復健效果顯著的運球運動

風濕關節炎的復健，亦即是鬆弛關節的做法，在回復運動能力的復健運動中，以利用腳的球技最具效果。

當然，這並不是要做踢足球的激烈運動。而是選擇可在室內單人玩球的運動。在這個條件下以足球的運球運動最理想。橢圓形的足球無法控制其滾動的方向。

然而雙腳腳掌內側交互地傳球即可傳到自己想要傳到的目的地，這就是運球運動。做運球運動時，膝關節自然會產生適度的運動，這也是輕度的全身運動。所以，有卓越復健效果。

民間醫療歷史最久遠的墨西哥，即是利用前面提過的跳躍接球運動治療關節的硬化。不過，據說他們還併用山芋的飲食療法。

事實上，從墨西哥產的山芋可以抽取出副腎皮脂荷爾蒙，是治療風濕關節炎的特效藥。

現代人懶得活用四肢，只知服用副腎皮質荷爾蒙而忘了治療體操的球技。而多服特效藥的結果也會有副作用。

雖然無意標榜古代醫療方式的卓越，不過，只要利用自己的腳做運球運動，即可儘早脫離惱人的風濕關節炎等疼痛。

風濕關節炎是一種血液病，如果不留意血液暢通則無法根治。運球的球技運動能以最小限度的運動達到最大的治療效果。如果不活動筋骨，身體不使用的部分只會日漸僵硬而退化。

鍛鍊基腱的步行法

基腱的損傷和容易骨折的體質有密切的關係。

下面介紹一個可以強化基腱，並預防受傷的簡單保健操。

雙腳前後張開約肩的二倍寬，彎曲前膝。充分地彎曲膝蓋後，再試著把步幅拉大。後腳挺直，讓基腱承受拉直的刺激。

換腳再做同樣的動作。前後腳掌若成一直線，無法保持安定的姿勢。因此，必須留意讓左右腳的寬幅保持在肩幅的三分之二的位置。換言之，前後步幅約肩寬二倍強，左右步幅比肩窄（參見一八七頁圖）。

接著，採貓腳的姿勢。把後腳腳尖併排在前腳的腳跟旁邊。注意必須挺胸，臀部不可往後翹起。前腳膝蓋到大腿部與地板平行。這個姿勢做起來極為困難，因此，難免會朝膝蓋方向傾斜。

另外，如果兩膝在外側張開會使會陰洞開極為不雅。因此，應把兩膝往身體中心緊縮，雙手輕輕握拳擺在側身。這可強壯基腱。

剛開始施行本項運動者，若一下練習太久反而會造成反效果。當姿勢擺定之後，緩慢地數到五，然後換另一個動作。基腱如果不鍛鍊很容易斷裂，有許多人因而需住院半年才能復元，這無異是生命的極大損失。

腳跟著地的基腱強化法

基腱按摩也是促使身強力壯的保健操之一。基腱是防止老化、預防百病的重要部位。在沐浴時，一般人在無意識中會摩擦基腱。不過，將後腳肌肉做伸展、曲伸的動作遠比按摩更為重要了。

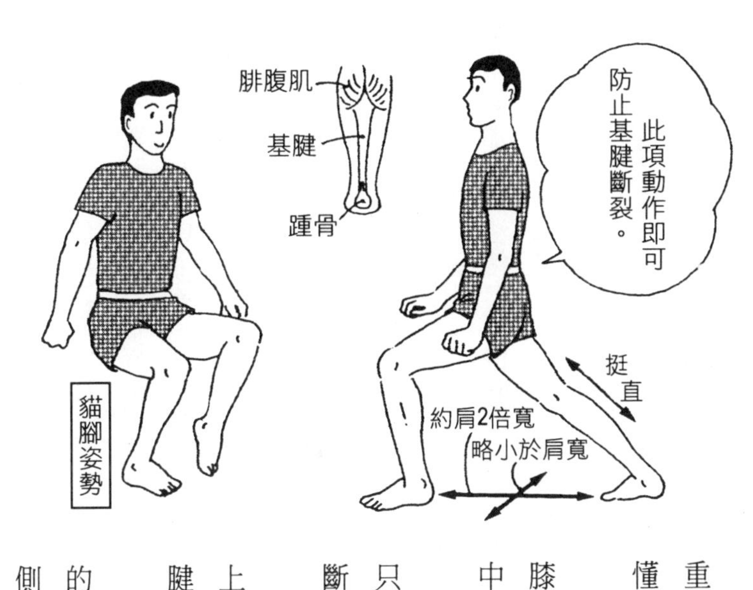

打高爾夫球的人做柔軟體操時，多半著重在腰部的迴轉運動。但是，卻有許多人不懂得該如何擺放支撐腰部的雙腳。

一般人只會把雙腳做前後張開，彎曲前膝使其帶有彈性，不過，後腳跟卻浮在空中。這個姿勢並無法對基腱產生刺激。

腳跟著地——這個動作太簡單了。而且只因這個動作即可預防高爾夫球場上基腱斷裂的意外傷害。

從另一個角度來看，由於我們生活起居上鮮少採跪坐的姿勢，幾乎沒有機會刺激基腱。因此，基腱也缺乏了彈性。

在滑雪場的暖身運動中也可看到類似的光景。有許多挺直腰背的年輕人，膝蓋裡側卻帶著緊縮感。只要碰到一點撞擊，就會使基腱受傷。

除了準備體操之外，在平常的步行中也應留意伸直膝蓋裡側，以強化基腱。

從舊時影片中看納粹德軍的行軍時，發現他們是採取誇張地伸直膝蓋內側的步行法。男人與其穿著鞋跟高的鞋子偽裝身高，不如利用納粹德軍的步行法，反而會看起來比實際高三～五公分。這個步行法也能促進健康。

緊要關頭避免車禍的秘訣

一般人在橫越馬路時，霎那間發現有快車飛撞而來，身體也無法立即停止。後退更困難，因為人前進時和車輛一樣也有加速度的現象，全身肌肉朝前方啟動，霎那間無法轉向其他的方向。如果反射神經遲鈍時就很難全身而退。

碰到這種狀況時，要停止身體前進的方法是雙腳靠攏往上跳。雖然動作似乎很幼稚卻可撿回一條命。

據說羅馬市的小學就是教導小學生這個方法以預防被車撞。在過馬路的時候，跳躍法的確是個合理的停止前進法。

當紅綠燈轉換時，比過馬路的群眾早一步橫越馬路，是鍛鍊反射神經的好方法之一。但是，帶頭領先有其危險。這時，如果碰到莽撞的汽車飛馳前來時，就應趕緊施出上述的跳躍法。

這是一個有趣的戶外運動，無論是在等車的月台或轉角處，都可隨時練習。

譬如，碰到有人突然從眼前穿過時，立刻雙腳併攏往上跳起，就可避免兩人相撞。反射神經是支配瞬間反應的動作。

避免跌倒的腳趾按摩運動

據說，滑雪場在春天時意外事故特別多，這是因為雪質鬆軟的緣故。而滑雪者受傷率以上午十點到午後二點，及午後三點到傍晚的時間較為顯著。而且在後者的時間帶中常有重傷者。這是滑雪者心情的「鬆懈」所造成的結果，並且和疲勞有密切的關係。因為人體疲勞時反射神經會變得遲鈍，肌肉的制衡已鬆弛了。

最好的預防法是在感到疲勞時立即停止滑雪，回到住宿處休息，等精神恢復後再滑雪行動。

通常為了預防事故，所以，要強調暖身運動及日常的足腰鍛鍊。

但是，卻也因此而忘了最重要的動作，亦即疏忽腳趾的能力復甦。現代人的腳趾幾乎可說已經頹廢了，因為用腳趾抓取物品的能力已經蕩然無存了。

據說，在滑雪運動傳入日本時，教練教導滑雪的要領是：「滑雪板是用趾控制的劍」。目前非常盛行運動醫學，不過，卻鮮少有人強調腳趾運動的重要性。腳趾有指示方向的作用，同時會向大腦傳達制御速度的指示。然而現代人的腳趾已失去這種能力了。

活動腳趾是使其神經暢通的最佳方法。在桌底下或棉被裡也可練習。動作是將腳趾用力地往內縮，然後往上翹起。用心練習自然養成習慣。穿木屐也是鍛鍊腳趾的好方法。如果沒有具備鍛鍊腳趾的習慣，至少在浴室裡也要順便將每根腳趾一一地用力搓揉。這可以提高預防意外事故的效果。也可消除疲勞。

預防滑雪意外的「蹲立運動」

要預防滑雪運動的意外，以蹲立運動最佳。

職業摔角選手每天都做這個運動。蹲運動是不須移動身體，也不須借用道具的運動。

腳位置不動，利用腳掌、膝蓋、腰的彈力擺動雙手做上下的曲伸運動。雙手的擺動法有兩種方式。可任意選擇同時使用兩根滑雪桿或交互使用。基本上採取滑降姿勢的步幅、膝蓋前曲、上半身前傾。要領是放鬆全身力氣做有韻律的動作。

這個運動可放鬆全身肌肉、關節的僵硬，培養面對衝擊時防衛反射神經。職業摔角選手每天練習數千次。當他們沒有上台競技時，只要鍛鍊此法就可避免肌肉或格鬥時的直覺變得遲鈍。可以保持身體的柔軟性預防骨折。

對摔角選手而言，雖然給對方打擊非常重要，然而避免被對方重擊也非常重要。蹲立運動可保持攻防的效果。

決定去滑雪的一個禮拜前才開始練習這項運動也不遲。每日一次、最少做三十下，然後依序增加運動量，把膝蓋漸漸放低時會覺得相當吃力，不過，卻可強化基腱。如果帶著運動不足的身體前往滑雪場，發生事故也是理所當然的。

因為控制全身速度的全身柔軟性及直覺力已經死了。

運動不足者很容易跌倒，跌倒又無法吸收外物的撞擊力，所以，常會造成嚴重受傷。雖然滑雪的高手也會跌倒，但是，跌倒的方式卻大不相同。因為他們知道運動傷害的恐懼而在事前都有完備的暖身運動。

國家圖書館出版品預行編目資料

立見實效保健操／朱雅安編著
－初版－臺北市，大展，民 96
面；21 公分－（健康加油站；21）
ISBN 978-957-468-544-8（平裝）
1. 體操　2. 運動與健康

411.71　　96008375

立見實效保健操

ISBN 978-957-468-544-8

編著者／朱　雅　安
發行人／蔡　森　明
出版者／大展出版社有限公司
社　址／台北市北投區（石牌）致遠一路 2 段 12 巷 1 號
電　話／(02) 28236031・28236033・28233123
傳　真／(02) 28272069
郵政劃撥／01669551
網　址／www.dah-jaan.com.tw
E-mail／service@dah-jaan.com.tw
登記證／局版臺業字第 2171 號
承印者／國順文具印刷行
裝　訂／建鑫裝訂有限公司
排版者／千兵企業有限公司
初版 1 刷／2007 年（民 96 年） 7 月

定　價／180 元

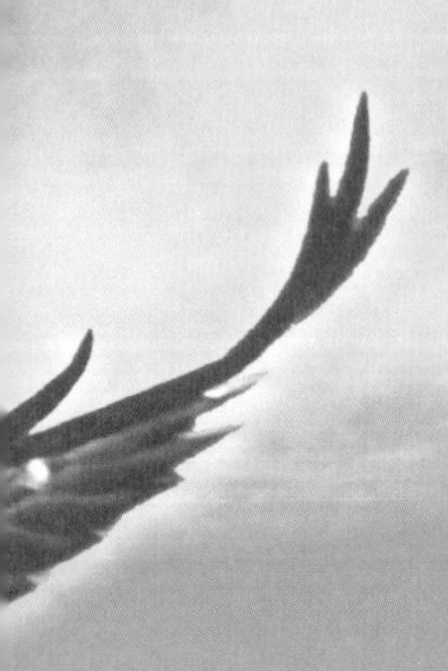

大展好書　好書大展

品嘗好書　冠群可期

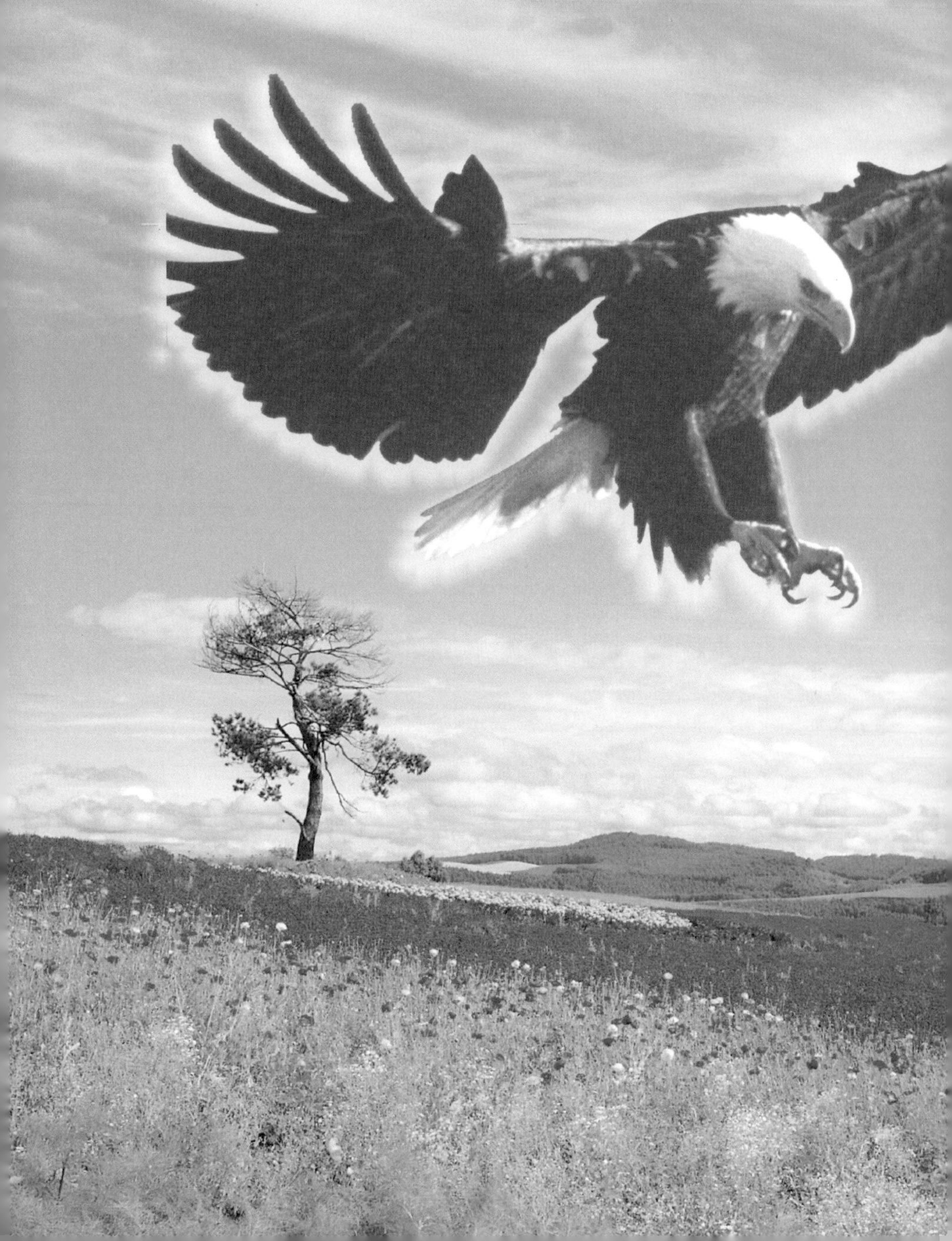